HELOÍSA CAPELAS

PREFÁCIO DE ROBERTO SHINYASHIKI

O MAPA da Felicidade

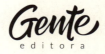

Centro Hoffman de Desenvolvimento Humano
Contato: Heloísa Capelas
Rua Duarte da Costa, 30 – Alto da Lapa
São Paulo, SP – Brasil – CEP 05415-010
Fone: (11) 3648-3340/ 3832-3050
E-mail: processo@centrohoffman.com.br
www.processohoffman.com.br

Instituto Hoffman Internacional
www.hoffman-international.com

OUTROS CENTROS AFILIADOS À INTERNACIONAL NO BRASIL

Instituto Hoffman do Brasil - BH
www.institutohoffman.com.br

Instituto Hoffman de Porto Alegre
www.processohoffman.com

CENTROS NO MUNDO

Instituto Hoffman Alemanha (Berlin)
http://www.hoffman-quadrinity.de

Instituto Hoffman – Alemanha (Berg)
www.hoffmaninstitut.de

Instituto Hoffman – Argentina
www.quadrinidad.com.ar

Instituto Hoffman – Austrália
www.quadrinity.com.au

Instituto Hoffman – Canadá
www.hoffmaninstitute.ca

Instituto Hoffman – Espanha
www.institutohoffman.com

Instituto Hoffman EUA
www.hoffmaninstitute.org

Instituto Hoffman – França
www.institut-hoffman.com

Instituto Hoffman – Inglaterra
www.hoffmaninstitute.co.uk

Instituto Hoffman – Irlanda
http://www.hoffmanireland.com

Instituto Hoffman – Itália
www.istitutohoffman.it

Instituto Hoffman – Rússia
www.hoffman-institut.ru

Instituto Hoffman – Suiça
www.hoffman-institut.ch

Aos meus pais.
Aos meus filhos.

Agradecimentos

Começo por agradecer a você, leitor, que foi meu maior estímulo para construir esta obra; sinto que faço parte de algo maior ao dividi-la com você.

Gratidão imensa à Maria Cláudia Sousa, que foi fundamental neste trabalho, uma pessoa que contagia a todos por onde passa com seu carinho e sua entrega.

Agradeço a toda a equipe da Editora Gente, em especial à Rosely Boschini, pela oportunidade de compartilhar meu aprendizado neste livro.

Ao Roberto Shinyashiki por todo conhecimento e pelas orientações que me transmitiu em seus cursos e livros.

À querida Rosana Braga pela leitura inicial de cada capítulo desta obra.

Agradecimento à minha querida equipe do Centro Hoffman, que suporta e suportou todos os meus sonhos, minhas inspirações, raivas, frustrações, alegrias e sucessos. AMOR, MUITO AMOR por todas vocês. Uma equipe de vinte lindas, inteligentes, competentes e amorosas mulheres.

Aos alunos do Processo Hoffman da Quadrinidade que, desde 1967, ano de sua criação, vêm fazendo suas revoluções pessoais no mundo, assim como ressalto minha gratidão a todos que me antecederam no trabalho do Processo Hoffman no Brasil e, em especial, à Marisa Thame.

E à minha amada família:

Aos meus pais, avós, bisavós, tataravós e a todos os meus antepassados.

Aos meus irmãos e às suas famílias, pela alegria em tê-los em minha jornada. Aos meus filhos pela alegria, pelo amor e pela beleza de vê-los crescer e assumir seus lugares nesta vida e neste mundo, e meu agradecimento em destaque à Estela, pelas valiosas contribuições a este trabalho.

E, em especial, agradeço ao Pires, o homem que fez comigo a escolha de seguir o caminho da felicidade.

Sumário

PREFÁCIO 13
APRESENTAÇÃO 17

INTRODUÇÃO
  Por que um mapa para ser feliz? 19

1 - O QUE VOCÊ REALMENTE QUER? 23
  O que é felicidade? 28
  Ciclos do prazer 30

2 - VIVER O QUE É POSSÍVEL 35
  O combustível da felicidade 41
  Primeiro ser feliz. Depois realizar o desejo 43

3 - POSITIVIDADE E O MAIOR AMOR DO MUNDO 47
  Para que serve esta dor? 51
  Estar presente 53

4 - O MAIOR AMOR DO MUNDO 57
  Amor incondicional 60

INTELIGÊNCIAS HUMANAS 65
  Intelecto, emoção, espírito e corpo 69
  O caminho das inteligências 70
    Inteligência emocional 71

Inteligência intelectual	72
Inteligência espiritual (ou intuitiva)	75
Inteligência corporal (ou física)	79
Fora de ordem	81

6 - O amor negativo e a revolução interna — 85
Placas da sua verdade — 91
Valorize seus 98%! — 93
Pratique – Modelos de combustível — 94

7 - Primeira parada: tomar consciência — 97
Questionar — 100
Coloque em prática — 108
Reconhecer — 109
Com quem e como aprendi este comportamento? — 123
Coloque em prática — 125

8 - Segunda Parada: comunicar — 135
Raiva acumulada — 141
E você? Como é que está expressando sua raiva velha? — 147
Eliminando a raiva velha — 149
Coloque em prática — 155
Mais práticas de expressão — 159

9 - Terceira parada: perdoar — 163
Perdoar é um exercício — 169
Coloque em prática — 171
Coloque em prática — 172
Coloque em prática — 177

Se compaixão é igualdade, perdão é liberdade — 178

O perdão é sempre "meu" — 180

    Coloque em prática — 182

10 - QUARTA PARADA: ENCONTRAR — 183

Transformando escudo em asas — 187

Fora de rota — 190

Sem magia — 192

Reciclar é a palavra de ordem! — 195

    Visualização mental — 198

    Contexto real — 201

Paciência, persistência, prática — 203

Pegue-se pelo colarinho — 205

O hábito do amor — 207

    Coloque em prática — 210

11 - O REVOLUCIONÁRIO — 211

A revolução das revoluções — 214

Um jeito melhor de viver — 219

Gratidão — 222

Encontre o seu melhor — 224

Autoliderança — 226

Prazer em se descobrir — 229

Tudo o que nos acontece é sagrado — 235

Prefácio

Nesses mais de quarenta anos ajudando as pessoas a realizarem suas metas, observo com tristeza quantas se perdem no meio do caminho. Todas elas cheias de vontade de ser feliz e ajudar as pessoas queridas a serem felizes, porém, no meio do caminho se distraem e se deixam dominar pelo medo e pelo ressentimento.

Há uma passagem do evangelho de Mateus (7: 13-14) que sempre me faz pensar na importância de mantermos o foco no que queremos: "Entrai pela porta estreita; porque larga é a porta, e espaçoso o caminho que conduz à perdição, e muitos são os que entram por ela; e porque estreita é a porta, e apertado o caminho que leva à vida, e poucos há que a encontrem".

Em geral, quando alguém fala "eu faço o que eu quiser", essa pessoa está se distanciando dos próprios objetivos.

O mal é cheio de opções e tamanha variedade o torna extremamente sedutor, e de início ele parece mais confortável, mas carrega sempre uma tristeza da alma que depois de algum tempo se transforma em sombras do que a vida poderia ser.

O amor exige compreensão e perdão. A alegria exige a capacidade de transmutar dores em aprendizado.

Não perceber que a felicidade é uma questão de escolha (e que as escolhas são transitórias, ou seja, mesmo para escolher algo certo, você precisará escolhê-lo diversas vezes), leva a uma maneira de viver ressentida, fechada para o novo e tudo o que ele tem a oferecer. A infelicidade é uma questão de escolhas repetidas que nos fazem viver como escravos dentro de uma mansão que nos pertence.

Nesse mundo de tantas distrações nunca foi tão importante ter um mapa, um direcionamento de vida, como nos tempos como os que vivemos, em que a oportunidade de escolher errado está sempre nos chamando com voz doce. E esse mapa só pode ser acessado quando contamos com a ajuda de um que nos mostre e inspire a nos realizarmos como seres de amor.

Heloísa Capelas é uma das profissionais de desenvolvimento humano que mais admiro e respeito, sendo que há décadas tenho o prazer de observá-la desenvolvendo um trabalho extremamente sério no Centro Hoffman e, com ele, ajudando milhares de pessoas a mudarem a própria vida. Seu trabalho, mais do que trazer o equilíbrio aos seus alunos, é ensinar cada um deles a andar com as próprias pernas – e a escolher com a própria alma, uma independência difícil de conseguir, porém essencial à conquista da felicidade.

Nós partilhamos de uma mesma crença, acreditamos firmemente que a infelicidade não é uma sina, mas, sim, uma opção inconsciente que vai sendo transmitida de geração a geração, como se fosse uma praga que nos faz acreditar que temos o direito de viver nossa vida como desejamos.

Este livro é uma bênção se você acredita que a felicidade é uma escolha!

Entre nesta viagem orientado pelo mapa de Heloísa Capelas e você aprenderá como se livrar de cargas inúteis.

Você é livre para ser feliz!

Boa viagem!
Roberto Shinyashiki

Apresentação

"Desde a primeira vez que vi Heloísa Capelas, atuando no Centro Hoffman, fui profundamente afetada — no melhor dos sentidos — por sua altivez, sua firmeza e sua maneira completamente natural de transmitir amor. Iluminada e dona de um olhar que abraça e acolhe, ela vem agora nos dar este maravilhoso presente. Um livro que nos ensina, de uma vez por todas e com todo o amor e os cuidados que essa prática exige, que ser feliz é uma escolha muito mais acessível e próxima do que jamais imaginamos."

Rosana Braga
Escritora e consultora em relacionamentos

"Heloísa Capelas é uma dessas pessoas iluminadas que vêm ao mundo para fazer diferença. Sua missão é linda. Confesso que já fiz muitos treinamentos, mas o Processo Hoffman foi um divisor de águas tremendo e tive a honra de ter sido seu aluno. Heloísa tem uma percepção, uma visão de mundo e uma sabedoria muito acima da média. Ela dedica sua vida a nos dar a mão e levar nosso Ser para outro nível de entendimento de quem somos e de nossa verdadeira missão. Obrigado ao universo por Heloísa ter passado em minha vida!"

Rodrigo Cardoso
Palestrante e Treinador em Atitude e Comportamento

Introdução

Por que um mapa para ser feliz?

Há dias em que, admirando pela janela da minha casa a selva de pedra em que vivemos, pego-me pensando que as pessoas estão ficando cada vez mais perdidas, confusas e desorientadas. Isso é fato! A questão real é: por quê?

Conheço gente que, como se diz, tem tudo na vida e está infeliz. Assim como conheço aquele que está numa batalha constante e ininterrupta por conquistas há anos, em prol da felicidade. Conheço gente que perdeu um amor e ficou sem rumo, que sofre porque o casamento está ruim, porque vê o filho em dificuldades e não sabe o que fazer, que há anos trabalha com o que não gosta e continua, ou dedica a maior parte da vida ao trabalho e não consegue tempo para a família e o lazer.

Há ainda quem perdeu o negócio próprio ou o emprego e a vida virou de cabeça para baixo, quem se dedica a cuidar apenas dos outros e não consegue fazer algo por si mesmo, quem tem necessidade enorme de controlar tudo e acaba atropelando seus relacionamentos e a si próprio... Enfim, são pessoas que desejam e buscam a felicidade. Da maneira que podem. Ou conseguem. Assim como você e eu.

A verdade é que todos almejamos a felicidade. Se pensarmos bem, aprendemos a desejá-la logo ao nascer. Quem tem dúvida de que esse é o maior pedido de nossos pais ou cuidadores: que sejamos felizes?

A grande confusão que vem gerando tanta frustração e sofrimento é que a maioria de nós insiste em procurá-la no lugar errado, de maneira errada ou, pior, nem sabe por onde iniciar.

A confusão começa já pelo entendimento do que é felicidade.

Há cerca de trinta anos me dedico ao estudo e ao trabalho com o comportamento humano. O que aprendi e constatei nessas últimas décadas é que o caminho que leva à felicidade começa sempre com uma revolução interna. O aprendizado nessa busca se inicia dentro de você.

O incrível é que quando parte desse processo se concretiza, você passa a ter o que buscar também do lado de fora! Esqueça esoterismo, questões sobrenaturais ou fenômenos afins (para muitos, isso é uma grande bobagem!), o processo de procura pela felicidade é coisa séria: envolve a ciência do comportamento humano e os recentes estudos de neurociências sobre o funcionamento cerebral durante a aprendizagem.

Acompanho pessoas que vivenciaram essa mudança e fizeram verdadeiras transformações em sua vida, em suas relações e em seu crescimento profissional e financeiro. Isso é possível e o nome pelo qual conheço tal revolução é **auto-**

conhecimento. Para além das matérias superficiais de revista e dos clichês dos programas de televisão, o processo de autoconhecimento exige disciplina e honestidade consigo mesmo, além de muita orientação.

Pessoalmente, passei por muitas dificuldades e muitos dissabores. Minha primeira filha foi diagnosticada com deficiência mental quando tinha 1 ano e 8 meses. Eu não sabia o que fazer e, aos poucos, fui atropelando meus relacionamentos, tanto familiares como profissionais. Buscando a felicidade da minha maneira, com o pouco conhecimento que tinha no momento, tornei-me uma pessoa mais endurecida. Demorei dez anos para começar a dar uma resposta positiva à minha filha, a quem estava ao meu redor e a mim mesma. Pode imaginar tudo o que destruí em dez anos?

Foi a estrada do autoconhecimento que me salvou. Tive e tenho muito sucesso por meio dela. Agora, meu convite é para que você percorra esse caminho ao meu lado. Não apenas conhecê-lo, mas experienciá-lo, senti-lo, usá-lo em seu dia a dia. Você me acompanha?

Tudo o que consegui (seja muito na visão de uns ou pouco na de outros bem próximos), e que vejo as pessoas conseguirem, sei que você também pode alcançar. Quando criança, pedia a meu irmão mais velho que caminhasse ao meu lado até a escola. Não era medo ou insegurança que eu sentia. Simplesmente adorava o prazer de sua companhia! Continuo gostando de companhia, por isso quero estender esse convite a você: vamos juntos?

O mapa que mostrarei é simples, as sinalizações vão levar você a olhar para quem verdadeiramente é. Parece complexo? Acha que vai dar trabalho? Não se iluda, é simples mesmo. Primário, como diria minha outra filha. Contudo, exige dedicação. Será um tempo seu e todo voltado para si e, nos tempos de hoje, encontrar um espaço para si mesmo exige disciplina.

Lembre-se: assim como para evitar um acidente ao dirigir numa estrada real, precisamos respeitar os limites de velocidade, as indicações de ultrapassagem, usar o cinto de segurança etc., na estrada do autoconhecimento necessitamos de compromisso conosco! Se formos negligentes, podemos nos deparar com um labirinto.

Existe método para se conhecer melhor, é preciso seguir as placas e usar as ferramentas que veremos ao longo de nossa viagem. Vamos parar juntos em cada uma delas, fazer revisões em nosso meio de transporte e reabastecer o combustível sempre que necessário.

No entanto, esteja certo de uma coisa: é o modo como percorrerá esse trajeto que definirá seus resultados. Assumir a responsabilidade por si, por suas decisões e suas ações é vital nesse percurso. O principal para conseguir tudo isso eu sei que você já possui. Afinal, estamos nas últimas linhas do capítulo e você me acompanhou até aqui.

Tudo o que mais vai precisar nessa viagem encontrará apenas – e apenas – dentro de você.

O que você realmente quer?

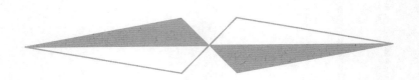

Por tudo que falei até agora, você já se deu conta de que trabalho com pessoas. Eu me especializei naquilo que meus colegas, mais rebuscados e técnicos do que eu, gostam de chamar de escuta terapêutica. No meu exercício de conversar e participar da vida de muita gente, pergunto quase diariamente às pessoas: O que você **realmente** quer?

Por mais variadas que as respostas sejam no início, quanto mais me aprofundo nas perguntas (ou na escuta), sabe o que a imensa maioria me conta ao final? "Quero ser feliz."

Acredito que não seja diferente com você. Essa é a resposta que está no nosso imaginário. É assim com todos nós, e foi comigo também até começar minha busca e a investigação sobre a felicidade. Descoberto isso, porém, há ainda uma pergunta mais relevante a ser feita: O que **faz** você feliz? (Ok, ok... Acredito que uma famosa rede de supermercados já perguntou primeiro, mas você já pensou mesmo a respeito? Essa questão é extremamente poderosa.)

Pare por alguns segundos antes de continuar esta leitura e faça o seguinte exercício. Convido você a pensar a respeito ou, melhor ainda: escrever numa folha de papel o que pensou! Sim! Comece a fazer suas anotações e o registro desta viagem. Comece anotando na primeira linha:

O que faz você feliz?

Pela minha experiência, tem muita gente que trava aqui. É como se a pergunta fosse feita pela primeira vez na vida (mesmo depois de tê-la escutado inúmeras vezes no comercial que já mencionamos), e encontrar as palavras que a definem nem sempre é fácil, não é mesmo?

Também pode ser que você tenha tido um pouco de dificuldade em se expressar. Não é que você não saiba o que o faz feliz, mas escrever isso não é nada trivial.

Ainda assim, algumas respostas surgem. Por exemplo: *viajar, ter alguém que me ame* (e aqui geralmente entra: "disponível nos meus horários e de acordo com minhas vontades" ou nos casos mais expressivos "e que compreenda meus defeitos, minhas vicissitudes e minhas peculiaridades"), *estar apaixonado, ganhar flores de meu marido, ver meus filhos crescerem e/ou terem sucesso, ter minha casa própria* (e, claro, quitada!), *comprar o carro do ano, possuir bom emprego e bom salário, abrir meu próprio negócio, guardar a quantidade de dinheiro para gastar com liberdade.*

Ou ainda: *ter boa saúde, ver minha mãe melhorar de saúde, comer tudo o que tenho vontade e não engordar* (com o complemento "sem que eu tenha de fazer horas de academia ou exercícios"), *ser reconhecido e aceito pelos que me cercam* (em todos os aspectos), *construir uma família equilibrada* (!) *e de sucesso, ter filhos ou não tê-los, ser perdoado incondicionalmente por todos a quem já magoei, realizar meus desejos* (mais íntimos e/ou mais frívolos) *e alcançar minhas metas no tempo esperado.*

Algumas dessas respostas são parecidas com as suas? Há também aquelas que seguem em outra linha como: *andar na praia, andar de mãos dadas, estar com meus filhos, um chocolate quente numa noite fria, milho-verde* à *beira do mar, o pôr do sol, uma boa companhia...* Enfim, as listas podem compor desejos infindáveis (e dizem os economistas de plantão que os desejos — sejam do estômago ou da alma, como diria Marx — são ilimitados).

Contudo, por mais diversas que todas essas respostas sejam, repare bem: existe nelas algo em comum. Veja só, todas, todas, **todas** têm uma condição. É a chamada condição "SE". *"Se eu tiver, se eu fizer, se isso ou aquilo acontecer... aí, eu fico feliz".* Essa é uma ideia de representação que pertence ao senso comum e que compartilhamos com nossos pais e nossos avós, uma vez que é passada de geração em geração.

Lembro-me de Ângela (todos os nomes que cito ao longo deste livro foram trocados para preservar a identidade das pessoas) e de como está insatisfeita na relação com seu marido, Jorge. Ela fez um ótimo casamento e os dois estão juntos há mais de vinte anos. Conseguiram construir um sólido patrimônio e ela foi de uma dedicação ímpar ao marido, cuidando dos filhos enquanto continuava a auxiliá-lo no trabalho. Hoje a rotina é outra.

Os filhos se casaram e não há tantos afazeres quanto antes — para ela. Ele continua trabalhando. Ângela, porém, queria mais dele. Gostaria que a reconhecesse como mulher, que fosse romântico, que passassem mais tempo juntos. Queria que Jorge devolvesse os anos que ela lhe dedicou. O fato é que seu marido não está entendendo do que ela precisa. Ângela fez tudo o que fez, para ele, e o que foi que Jorge entendeu? Que precisava construir um patrimônio.

Hoje ela deseja que o marido promova uma revolução para fazê-la feliz. Afinal, ela lhe deu sua juventude! Agora Ângela está colocando sua felicidade totalmente na mão dele. Diz:

— Ele tem de me reconhecer, sair comigo, me levar para passear...

Ela idealiza um amor e só se sentirá feliz se o marido mudar.

Não sei se você já viveu algo parecido (em menor ou maior grau, com suas características e suas peculiaridades, é claro). Eu já me senti assim, pois estava completamente no modo automático. Chamo dessa maneira aquilo que fazemos sem precisar pensar (como um carro automático, que pode ser dirigido sem troca de marchas).

A questão é que a condição "se" está diretamente ligada a algo que vem de fora. Algo sobre o qual não temos nenhum controle (ou, como diria minha mãe, não podemos dar pitaco!). Tornamo-nos dependentes e reféns de situações externas para nos sentirmos e adquirirmos felicidade. Dependemos do outro ou de algo externo.

Interessante é que, muitas vezes, esperamos que o outro adivinhe, como se tivesse poderes mágicos ou uma bola de cristal, nossas necessidades ou cobramos da outra pessoa algo que nós mesmos não lhe damos (bem, sobre isso vamos conversar daqui a pouco; por hora voltemos à nossa felicidade). O que você precisa olhar agora, antes de colocar o pé na estrada do autoconhecimento, é qual é seu conceito de felicidade. Preciso que você se interrogue e reflita (e de preferência anote naquela mesma folha de papel que já usamos juntos). Não é necessário ter a resposta pronta agora, mas leve isso consigo.

Esta parte inicial é uma preparação fundamental para nossa viagem. É como arrumar a bagagem, selecionar o que é importante e colocar na mala. É também o momento em que você começa a estudar o mapa — acredite, ajuda muito a evitar erros ou que se perca durante o trajeto, ou até mesmo que se sinta ansioso com o que está por vir.

O que é felicidade?

Vamos investigar um pouco a felicidade. Ela é abordada e estudada por filósofos, pela psicologia, pelas religiões e até pela economia! Uma das minhas filhas, Estela, é economista e adora o assunto. Já passei diversos almoços e jantares escutando como os economistas "modelam" comportamento e estranhamente chamam a felicidade intrínseca a cada indivíduo de "utilidade". No início dos debates filosóficos, acreditava-se que a felicidade dependia dos desígnios dos deuses. A origem da palavra faz essa alusão. *Happiness* vem do anglo-saxão *happ*, que significa acaso. *Felicitas*, o termo latino que dá origem a felicidade, significa também sorte, algo que lhe acontece. O livro *Felicidade: uma história* (Globo), de Darrin McMahon, desenvolve essas origens. Isso, porém, é somente uma curiosidade sobre a procedência da palavra.

De modo geral, a felicidade é descrita como uma *sensação de bem-estar, grande alegria, contentamento, boa sorte, bom êxito, sucesso ou paz interior*. Enfim, tudo o que há de bom. E, vamos combinar, quem é que não quer sentir tudo isso?!

A felicidade envolve diversas emoções e vários sentimentos que estão associados ao prazer. Sem prazer, ela não existe. É importante observarmos que ela diz respeito a um momento no qual não há nenhum tipo de sofrimento.

Então, espera aí: se o conceito geral das pessoas — veja, estou falando de algo que é inconsciente — é de que a felicidade está ligada a "não sofrer", preciso nesse momento dar a notícia de que isso não existe! É uma ilusão! Nosso próprio ato de nascer é sofrido. O bebê sai, ou melhor, é praticamente expulso de um lugar aconchegante — o útero da mãe — para ser exposto aqui fora. Existe sofrimento, sim, nesse processo com ou sem tapinha no bumbum! Na realidade, o choro é reflexo da dor que o bebê sente quando o ar enche seu pulmãozinho pela primeira vez. Portanto, nós, seres nascidos de algum ventre materno, viemos com essa formação psíquica, faz parte de nossa vida.

Na nossa infância — fase de desenvolvimento de nosso comportamento — vamos viver momentos de sofrimento, de nos sentir incompreendidos, mal-amados ou frustrados.

Sem nos dar conta, perdemos nosso tempo e até nossa juventude nos concentrando em sempre encontrar estratégias de fuga dessa dor fundamental: *não quero me sentir abandonado, rejeitado... não quero mais...* Este é um comportamento reativo.

Portanto, se pensarmos bem, estamos usando nosso talento, nossas características positivas, nosso valor e nossa vida para fugir de um sofrimento, e nos esquecemos de ser proativos em direção à felicidade.

Em resumo, esse ideal de felicidade ligado a "não sofrer" (que por si só é um paradoxo), simplesmente reside fora de nós e cria um paradoxo ainda maior! De novo, constatamos que nossa felicidade depende de algo externo. E como precisamos de prazer para ser feliz, onde vamos encontrá-lo? A resposta agora fica clara, acabamos buscando o prazer fora de nós.

É um ideal que se aloja na fuga da dor e na busca pelo prazer. Do lado de fora.

Ciclos do prazer

Há pouco tempo conheci Jonathan. Seu maior prazer é investir dinheiro, e ele me contou que a primeira experiência em fazer render suas aplicações trouxe uma sensação de prazer que nunca havia experimentado.

Começou com uma pequena aplicação bem-sucedida, o que o motivou a aprender mais sobre a área e a passar mais e mais tempo (bem mais tempo!) ligado na internet, de olho nas informações financeiras e em seus resultados. A cada conquista, um novo prazer.

Ele teve perdas, mas como seu objetivo emocional era o prazer, elas nunca lhe pareceram importantes; ele simplesmente partia para novas conquistas. Jonathan tinha consciência disso? Inicialmente, não. Ele mesmo se convencia de que somente queria fazer crescer seu capital. Com esse pensamento, tornou-se compulsivo. Isso agora o atrapalha em outras áreas da vida. Com a atividade de investimentos, hoje ele busca preencher "vazios" que sequer sabia nomear.

Realmente não era o dinheiro que lhe trazia felicidade (como ele a princípio achava). Aliás, abrindo um parêntese em nossa conversa, você sabia que os brasileiros mais ricos têm os menores índices de satisfação com a vida? Um estudo da Target Group Index – Ibope Media mostrou que quem ganha a partir de 9 mil reais declara um índice de apenas 2% de satisfação, enquanto quem está entre 600 reais e 1.499 reais apresenta 39% (a pesquisa foi realizada a pedido da revista *Época*, em 2006). É algo a se pensar e que ajuda a quebrar mitos e paradigmas, não é mesmo?

Jonathan é apenas um exemplo. Em nossa sociedade capitalista, na qual "ter" é sinônimo de prazer, com certeza você conhece alguém que vive um ciclo desse agora. Ou quem sabe você mesmo não está passando por algo semelhante? A pessoa obtém algo que lhe dá prazer, mas como é momentâneo e o efeito é efêmero, o prazer passa rapidamente. Sem a sensação prazerosa, o sujeito parte para uma nova busca. Obtém algo novo e apenas recomeça tudo...

Os psicólogos Philip Brickman e Donald Campbell criaram a expressão "esteira hedonista[1]" para explicar essa experiência cíclica. Eles compararam a felicidade de um grupo de vencedores da loteria com a de um grupo de recém-paraplégicos e descobriram que ambos não tiveram mudança nos níveis de felicidade a longo prazo. Em última instância, todos voltavam ao nível de satisfação de vida anterior em menos de um ano. Os pesquisadores concluíram que, com o

---

1. Hedonismo: doutrina filosófica que prega o prazer e a felicidade como bens supremos.

tempo, as pessoas se adaptam às circunstâncias da vida e aos seus prazeres. Esse estudo é famoso entre as ciências comportamentais e foi uma das grandes contribuições obtidas na década de 1970. Resumidamente, o que o estudo afirma é que, ganhando ou perdendo, existe uma adaptação à realidade e as pessoas ficam presas numa busca incessante por melhores bens e mais prazer.

Contudo, atenção: não é necessário ser um compulsivo para viver a busca pelo prazer. Pegue sua lista do que o faz feliz. Quantos itens você acredita que, depois de obtê-los, teria de repetir para sentir novamente prazer? É fato que nós o buscamos. Ele é essencial em nossa vida e não há nenhum problema em "ter" e em querer o prazer. Não me refiro apenas aos bens materiais. Ter sucesso profissional, amor, um corpo escultural... também são exemplos daquilo que traz satisfação.

O problema está no vazio interior que essa busca provoca, uma vez que somente pode ser preenchido pelo que vem de fora.

Perceba que há outro ciclo na busca pelo prazer. Depois que a pessoa alcança ou adquire o que deseja, começa um ciclo vicioso de reação. Vem o medo de perder o que conquistou, o medo da inveja dos outros (conheço gente que diz: "Não vou contar nada do que aconteceu de bom por causa da inveja de fulano"), o medo de se distanciar de pessoas queridas, medo, medo, medo, centenas de medos surgem ao mesmo tempo. Chamo esse ciclo de reativo. Tem-se uma nova conquista e a reação aparece. Pode demorar mais ou menos tempo, mas sempre aparece! Por fim, a pessoa se esquece também de ser proativa em relação à felicidade, uma vez que embarcou no ciclo de tentar controlar as circunstâncias externas que lhe oferecem prazer.

O que peço a você é que reflita somente isso: na vida que vive agora, onde e como você busca a felicidade e o prazer? Até aqui o piloto automático esteve ligado, mas agora o objetivo é que você assuma a direção com olhos bem atentos. O percurso que o ajudará a chegar à satisfação e ao bem-estar, como já mencionei, só depende de você e ele fica, sem exceção, do lado de dentro. Vamos descobrir como?

Viver o que é possível

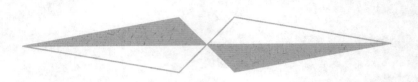

Todas as crenças coletivas contribuem para que muitos de nós pensemos e introjetemos a felicidade como algo que está distante e, muitas vezes, até inacessível.

De certa forma, os ciclos se repetem. Mesmo que se realize um objetivo e com isso surja o prazer, como a felicidade está longe, a reação natural das pessoas criará um novo projeto para preencher um novo vazio, e assim por diante.

Com o olhar sempre lá na frente, você perde a oportunidade de viver a felicidade no aqui e no agora. Perde a oportunidade de viver o que é possível.

A grande maioria de nós não percebe a felicidade no "hoje" justamente por todos os conceitos tão arraigados que construiu ao longo da vida. Cada um internalizou uma visão, assim como uma expectativa, do que seja ser feliz.

Iniciar sua revolução interna envolve mudar esse conceito.

A felicidade é um estado de ser, significa que você "está" (interessante pensar que a língua inglesa nem ao menos faz tal distinção entre ser e estar – me dizem os grandes especialistas em línguas que, dada a percepção de transitoriedade dos anglo-saxões, em última instância, a colocação correta é sempre estar). Esse estado de ser tem tempo e duração. A boa notícia é que se pode experienciar esse estado em seu dia a dia. É possível ser feliz agora, com o que você tem, do jeito que você está e como você é hoje. Muita atenção, não estou falando aqui de acomodação, isso não significa que com esse aprendizado seus grandes desejos serão interrompidos ou não vistos, nada disso! Vamos focalizar também seus grandes sonhos. Antes, precisamos aprender a olhar para a sutileza dos pequenos momentos do agora.

Isso me faz pensar na Miriam. Ela trabalhou muitos anos como executiva e se preparou para ser hoje uma grande consultora. A posição envolve muito trabalho e muitas viagens, e ela é uma mulher competente e extremamente exigente. Está sempre envolvida com mil tarefas, o que lhe gera um turbilhão de ansiedades e agitações.

Já sua filha é bem diferente. Tranquila, calma e, eu diria, bem mais lenta que a mãe. Miriam não se conforma com isso e a trata com cobrança, rigidez e perfeccionismo. A desarmonia se instalou na casa em que as duas vivem. A mãe está sozinha e frustrada. A filha tem 16 anos, é linda, tem os sonhos e a graça da juventude, que a mãe não percebe por estar concentrada e preocupada com a ideia de que a menina "tenha o mesmo desempenho" e traga resultados como ela. As coisas boas da juventude estão passando em meio a discussões e desentendimentos. Miriam tornou-se amarga e quer resultados. Simplesmente não vive o que é possível e está ao seu alcance.

A grande brincadeira está em viver o caminho, os momentos de felicidade que você pode descobrir! Miriam poderia estar assistindo ao processo de crescimento e amadurecimento da filha sob outro ponto de vista e experienciar paz interior e bem-estar.

É possível vivermos relações com as pessoas se aceitarmos o que elas são. Já sabemos como a vida "deveria ser", ou melhor, como gostaríamos que ela fosse. E a vida não acontece de acordo com nosso pedido. Nós nos frustramos. Perdemos o fim de semana com o filho, a juventude, a tolerância, o bom humor...

Sonhamos com a abundância da felicidade e damos pouquíssimo de nós mesmos para que ela aconteça. Esse é o paradoxo humano. Somos seres múltiplos e complexos e nossos desejos nem sempre nos levam a reações lógicas para consegui-los.

Acredito que estamos em uma de nossas melhores fases do desenvolvimento social sobre o poder das conexões e dos relacionamentos humanos. A tecnologia nos mobiliza e nos une – seja nos protestos ou no movimento solidário de ajudar famílias prejudicadas em enchentes, por exemplo. Sem contar nossas preocupações com qualidade de vida, ecologia e meio ambiente. Também nunca recebemos tantas pessoas em nossas casas com a internet e mesmo a TV, pós-era digital.

Contudo, ainda nos envolvemos com mesquinharias e coisas sem importância, como nos irritar no trânsito, o mau humor do chefe ou do colega de trabalho, do nosso parceiro ou nossa parceira, com o fato de nossos filhos serem diferentes de nós. De maneira geral, irritamo-nos com o "como as pessoas se comportam".

Nosso grande paradoxo está em sermos capazes de grandes gestos de solidariedade e doação a pessoas que nem conhecemos e, ao mesmo tempo, sermos incapazes de compreender e perdoar um mau dia daqueles que convivem conosco. Isso não é incrível?

Movimentamos nosso tempo e nosso esforço para ajudar pessoas distantes e não conseguimos sorrir para o vizinho que fez barulho à noite e não nos deixou dormir. Temos gestos heroicos de proteger crianças que mal conhecemos, mas ficamos desequilibrados por causa daquele motorista barbeiro que nos fechou e passamos o dia amaldiçoando o indivíduo. Sem contar que, basta uma manhã de congestionamento no trânsito para chegarmos ao trabalho com o botão da intolerância acionado.

O vício do "aqui e agora" perpassa os relacionamentos. Não somos uma ilha. Somente existimos e nos desenvolvemos por meio de e com o outro. Contudo, nos falta sustentabilidade interior para lidar com tantos diferentes tipos de personalidade e com as adversidades geradas por elas. Sem contar que, para nós, estamos sempre certos, e o modo como o outro age é que precisa ser mudado.

Se você fizer uma reflexão sincera, perceberá que as pessoas a quem mais ama e com as quais convive são também as grandes prejudicadas. É amor que você quer dar e receber, e muitas vezes essas relações são de cobrança e desrespeito. Almejamos um mundo de paz e fazemos guerra em nossa própria casa.

Queremos ser felizes, mas deixamos de fazer nossa parte quando esperamos que o outro saiba como nos trazer felicidade (alguns vemos até como possuidores da obrigação de proporcioná-la para nós!). Então, pergunto:

Estamos vivendo o que é possível?

Você está vivendo o que é possível? O que não está vivendo que é possível? Por quê?

Projetamos tanta coisa na questão da felicidade que não vemos o que existe de positividade e felicidade neste exato momento. Treine o olhar para seus arredores, para os detalhes. Pode ser que hoje esteja um dia frio do cão e que você esteja se confortando numa xícara quente de café com leite. Pode ser que você esteja neste exato momento no ônibus ou no metrô lotado, mas de alguma maneira conseguiu tirar o livro da bolsa e está no mínimo distraindo-se.

Perceber que existe positividade e felicidade em qualquer momento é uma prática que exige treino. Há sempre um caminho para a mudança. A questão agora é como colocá-lo em prática. É para lá que estamos indo. A estrada do autoconhecimento o ajudará em suas respostas. Com mais consciência sobre "por que você faz o que faz e do jeito que faz", você começará a descobrir as falhas que existem nesse modo. Olhará também para os acertos, mas, acredite, em 100% das vezes descobrimos algo que pode ser mudado ou melhorado. Você poderá romper o ciclo automático e encontrar novas maneiras de agir.

O combustível da felicidade

Já fizemos todo esse caminho sobre a felicidade para dizer: liguem os motores! Nossa viagem já vai começar e, como disse, preciso que você venha comigo. Seja proativo na sua parte do caminho.

Ser proativo em relação à felicidade está diretamente ligado ao combustível que você colocará em sua viagem.

Para compreender melhor, como numa grande brincadeira, embarque comigo e libere-se para fantasiar e imaginar. Se a fada madrinha aparecesse hoje para você e dissesse:

— Você tem direito a um pedido. Pense e peça o que quiser, pois ele será realizado!

Então, qual seria o seu pedido?

Você pode ter achado minha proposta engraçada ou mesmo ridícula, mas o fato é que tem gente que nem sabe o que responder.

Fiz essa brincadeira com meu filho, Rodolpho:

— O que você pediria, filho?

Ele pensou um pouco....

— A primeira coisa que me vem à cabeça é Hollywood. Quero ser ator lá.

— Ok, sua fada madrinha lhe dará o mapa para chegar lá – eu disse sorrindo, afinal ele já sabia que eu estava escrevendo este livro. – Olha só, a fada madrinha não existe, mas o seu desejo existe, é real. O que você vai fazer? Como vai chegar a Hollywood? O que é preciso ser feito?

— Estou esperando seu livro me dizer, dona fada! – ele não perdeu a oportunidade de devolver a brincadeira.

Eu mereci a resposta. Como sempre, ele tem algo pronto e imediato na ponta da língua que nos desconcerta, faz rir muito e o ambiente sempre fica mais animado. Recuperei-me das risadas e disse:

— Talvez não saiba o que fazer, filho, mas você já sabe o que está fazendo que não vai levá-lo até lá. O que o impede?

— Motivação – ele disse sem pestanejar.

Bingo! Ele conseguiu resumir em uma palavra. Na verdade, ir para Hollywood não o motiva o suficiente. O medo de ficar sem a família por perto, o medo das dificuldades que pode encontrar pela frente... no meio do desejo existem tantos medos que ficamos paralisados.

Quando as pessoas pensam em um desejo, geralmente imaginam algo perfeito. É o desejo nas condições ideais. Como se a vida pudesse ser vivida em condições ideias, com direito a fada madrinha. Contudo, não é nesse formato que o universo entrega nossos pedidos.

Como ir para Hollywood tem um preço a pagar, Rodolpho desanimou. Ao desejar ele via somente o fim da estrada – ser ator famoso em Hollywood. Para chegar lá, porém, existe um percurso. É para ele que meu filho precisa olhar. Ao entrar no trajeto, a cada conquista, a cada placa que for alcançada, é necessário se motivar.

Este é o combustível: mo-ti-va-ção!

Expliquei a Rodolpho que ele precisava se presentear. Isso mesmo! Deveria sentir prazer – fundamental para a felicidade – durante o caminho de um sonho tão difícil. No entanto, não era se dar bens materiais, e sim experiências sensoriais, vivenciais, coisas simples que marcam aquela jornada para nós. Devemos nos ensinar a ter prazer na simplicidade, no aqui e agora. Uma massagem, um jantar, um passeio, jogar um videogame etc.

Pense no que lhe proporciona prazer. Você tem um desejo, tem um mapa a seguir e durante o caminho é essencial que viva o prazer. Porque a felicidade não está lá na frente, em Hollywood, está no caminho que percorrerá.

Primeiro ser feliz. Depois realizar o desejo

Nosso sistema límbico, responsável pelas emoções e pelos comportamentos sociais, é nossa parte cerebral ligada diretamente ao prazer e que tem papel crucial na atividade neurológica do sistema de recompensa. *Ou seja, o sistema límbico precisa de recompensa.* O que fazemos mesmo para sermos felizes? Evitamos a dor. Por consequência, o sistema límbico é recompensado quando não tem dor. Ele entra no hábito e quer manter esse estado a qualquer custo. Assim, continuamos vivendo aqueles ciclos, lembra-se deles?

Quando você diz para o seu sistema límbico: "Pode ser que você tenha de andar mais", "tenha de se dedicar mais", "pode levar mais tempo"... Ahhhh, não tenho dúvida, ele vai se cansar. Foi o roteiro que ensinamos a ele!

Qual é a mudança que precisa ser feita? Você tem de dizer para seu sistema límbico que ele terá prazer a cada vinte quilômetros percorridos! Ele se motivará!

Pode ser que demore um pouco mais para alcançar seu desejo, entretanto você chegará feliz ao seu destino final.

Minha família é riquíssima nos exemplos, e eu me sinto mais confortável expondo a história deles, pois faz parte da minha, do que as de meus alunos. Minha filha Estela aos 17 anos entrou na faculdade e isso nos deixou extremamente orgulhosos, é claro! A verdade, porém, é que, nessa idade, ela não sabia o que queria fazer da vida. Ela gostava de estudar, viajar, aprender... Qualquer coisa e não algo em particular. O bacharelado em Administração de Empresas em uma renomada instituição era, como deveria ser, um sonho! Contudo, passados quatro anos e cumpridas as exigências do curso, ela se viu formada e completamente sem rumo. Ora, de que servia um diploma (com premiação por bom desempenho) se ela, então aos 21 anos, sabia que não queria trabalhar em bancos nem em grandes corporações? De que servia toda a sua dedicação se o pensamento de trabalhar num escritório, presa a uma mesa, não era para ela nada motivador?

Conheço histórias e mais histórias de pessoas que se programaram anos e anos em prol de um objetivo e quando este foi alcançado passaram a questionar qual era o sentido da vida. Sentiram aquele vazio que pode dar quando a busca acaba e o prazer supostamente deveria começar.

Primeiro você precisa ser feliz para depois chegar aonde almeja.

O tempo todo estamos prometendo ao nosso sistema límbico que teremos prazer somente quando chegarmos ao objetivo, ao atingirmos o alvo. O mapa da felicidade é mudar esse paradigma. Você vai ser feliz hoje! Agora!

Você teve uma ideia fantástica? Presenteie-se com um pôr do sol, por exemplo. O que, em geral, fazemos é assim: "Não tenho tempo de ver o pôr do sol porque preciso chegar a Hollywood". Sem motivação nenhuma, porém, pois somente verá trabalho e esforço pela frente. Coisas difíceis e pesares no caminho, quem vai querer entrar numa estrada dessa?

Não, não, vamos mudar isso já! Se acordar às 6 horas da manhã é importante no percurso de seu desejo, programe sua recompensa. No vigésimo primeiro dia, por exemplo, presenteie-se! Serão só vinte dias para se motivar com o prazer e não dez anos!

É dessa maneira, com esse espírito, que entraremos na estrada. Com o combustível da motivação. Percebeu que pegou o caminho errado? Não se bata nem se torture. Volte ao ponto anterior e comprometa-se: "Ao chegar à estrada de novo, vou me presentear". Você precisará de motivação, sempre! (À própria maneira, minha filha aprendeu isso... Deu meia-volta e partiu para fazer o que mais lhe proporciona prazer: estudar! E fez disso sua carreira!)

Temos de ir descobrindo o que nos dá prazer, o que nos faz felizes, desde os pequenos momentos de nosso dia a dia. De fato, pouquíssimas pessoas sabem. A maioria, como já vimos, sabe como evitar a dor e fecha ainda mais a oportunidade, o treino, para estar feliz.

Motivação faz você ir adiante.

Positividade e o maior amor do mundo

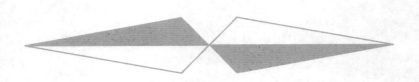

Do que você mais gostaria: ser feliz ou ser positivo?

Depois de tantos anos (sempre acabo entregando a idade), não tenho dúvida de que prefiro a positividade. Constatei que ela é ainda mais importante que a felicidade, porque é o que dá sustentação para que possamos viver e saborear os momentos em que estamos felizes.

Como já vimos, a felicidade sofre de muitas dependências: de algo, de circunstâncias, de fatos e dos outros. Muitas vezes, felicidade depende daquilo que a vida nos apresenta. A positividade não. A positividade simplesmente "é".

A positividade está em mim, assim como em você. E somente por existirmos isso é suficiente. Depende apenas de cada um de nós. Está em nossas mãos.

Ela sustenta a felicidade, porém não a promove o tempo todo, pois estamos imersos no mundo, e coisas acontecem independentemente de sermos positivos. Coisas que nos entristecem, aborrecem, sugam, cansam... Tudo isso mina a felicidade — e como ela é "estado", a soma de uma porção de situações que dão certo, são boas e confortáveis, quando essa soma fica negativa seria inumano nos sentirmos felizes.

Entretanto, isso não quer dizer que as situações da vida cotidiana gerem negatividade em nós. O que pode acontecer é optarmos por deixar a negatividade entrar e assumirmos, por exemplo, o papel da vítima: "Oh dia, oh céus, oh azar" (lembram-se daquele personagem do desenho de Hanna Barbera, uma hiena chamada Hardy?). Ou mesmo do arrogante: "Como isso aconteceu comigo?!" – e responsabilizar e culpar todos a nossa volta para nos sentirmos melhor.

Na positividade você pode estar triste, irritado, infeliz... Não significa manter-se alegre o tempo todo. Isso seria impossível! O que é possível é estar íntegro e integrado o tempo todo. Vamos ver o significado dessas palavras:

Íntegro: completo, inteiro, honesto, honrado.

Integrar: incluir(-se) em conjunto, grupo, formando um todo coerente, incorporar-se.

Significa que você pertence a este mundo. Esta é a primeira necessidade humana: pertencimento. Pertencemos à família, depois aos grupos sociais e assim por diante. Entretanto, falo aqui de você pertencer a si mesmo e a este universo. Estar completo e inteiro, em conjunto com todas as suas capacidades e inteligências (logo mais, vou apresentá-las a você).

Significa também que tudo o que lhe acontece é seu. Essa responsabilidade é sua. Então, se algo desagradável ocorre, lhe pertence. É seu! Você precisa pegar. Vai ficar bravo, raivoso, chateado... e está tudo certo. Isso lhe pertence.

Essas emoções não tiram a sua positividade, pois ela está exatamente em viver essa dor, no momento em que ela aparecer. O grande problema é que não vivemos a dor no momento em que ela surge. Fugimos dela e, paradoxalmente, vivemos uma dor rasa e vazia por toda a vida ou em grande parte dela.

Em 2012 descobri que estava com câncer. Era um câncer de mama e, apesar de todos os avanços da Medicina e do grande percentual de cura que existe hoje, foi particularmente um processo muito doloroso. Esse é um assunto ainda delicado para mim, mas como você decidiu me acompanhar nessa jornada, abro meu coração para lhe contar.

Em primeiro lugar, abalou o meu feminino. Precisei realizar uma mastectomia, que é a retirada cirúrgica do seio, e vivi sentimentos que não imaginava experienciar. Somada à perda da mama, que é símbolo do maternal, havia minha vaidade (olha, sou bastante vaidosa). Senti-me mutilada em vários sentidos. Minha reação foi uma surpresa para mim mesma, mas, acredite, foi assim mesmo. Mexeu com minha autoestima e também com minha vergonha.

Assumo que tive muita vergonha. Pensava: "Eu digo para as pessoas quanto a raiva gera o câncer e quanto o perdão é importante nesse processo, e agora sou eu quem estou com câncer...". Precisei entrar em contato com a dor da vergonha, a dor de me sentir uma fraude como profissional e como ser humano.

A positividade me ajudou a viver essa dor e, mais que isso, a compreender como eu a aproveitaria.

Para que serve esta dor?

Diante do câncer, perguntei-me: "Para que serve esta dor?". Aí estava o maior e mais importante aprendizado da positividade.

Não era "por que isso?" ou "por que comigo?". Essas perguntas não são úteis para nós. E certamente não eram úteis para mim.

Com o "por quê?" vamos buscar as respostas no passado, é um caminho de ação, reação e justificativas. Eu teria encontrado algo como: "Vivi quase vinte anos de muita raiva e ainda potencializada a partir do problema de saúde de minha primeira filha, com a deficiência mental...".

Se a vida está sempre ao nosso lado, se o universo conspira a favor e se tudo o que nos acontece é para o nosso bem, para que servem as coisas não boas ou desgostosas que nos acontecem? Não vou nem usar o termo "ruim". Se tivermos olhar e preparo, vamos descobrir o que há de positivo em cada situação dessa. É um pouco como brincar de Pollyanna.

Depois de ter me feito a pergunta, fiquei atenta, pois a resposta nem sempre é imediata. Ela depende de treino de percepção, uma técnica que o autoconhecimento me deu. Surgiu pouco tempo depois.

Eu estava distraída de mim. Vivia a empolgação de crescimento de nosso principal curso (Processo Hoffman), o crescimento do Centro Hoffman (minha empresa), estava à frente da direção do Instituto Hoffman Internacional... e, diante de um trabalho em que recebemos tantos agradecimentos pelas mudanças positivas de vida, é difícil o ego não se inflar. E o meu seguia esse caminho, inconscientemente. Sem contar que minha família também estava envolta em muitos projetos pessoais. Somos seis pessoas: eu, meu marido e nossos quatro filhos.

Estava fazendo o bem e me achava imune. Era algo que não passava pela minha cabeça. Quando nos sentimos superiores (mesmo sem a percepção clara disso) e algo de ruim acontece, tropeçamos ou caímos, vamos imediatamente para o sentimento oposto. "Eu não sou boa o suficiente." Foi o que pensei no momento em que descobri o tumor.

Contudo, o câncer de mama me devolveu para o meu lugar. O lugar do humano, vulnerável, sensível. O lugar da igualdade. Nem mais, nem menos; nem fácil, nem difícil; nem bonito, nem feio. Humano, igual a todos.

Nesse momento de resposta é que a positividade nos faz compreender o presente. Para mim o câncer foi mesmo um "presente", pois ele me deu algo maravilhoso.

Tive momentos de infelicidade durante essa experiência, mas jamais perdi a positividade. Mantivemos todos os nossos planos, com pequenos ajustes de agenda aqui e acolá, seguimos em frente! Contei com muita gente boa por perto. Minha família, meus amigos e minha equipe. Juntos, mantivemos a positividade. Não tenho dúvida de que eles fizeram toda a diferença em minha recuperação e cura!

Então, o aprendizado aqui é: não basta apenas vivermos a dor, a riqueza de ser positivo está em como você a aproveita, na mensagem que consegue extrair dela, o "presente" oferecido pela experiência da dor. Ela tem de ser útil. E na utilidade (lembram-se da palavra usada pelos economistas para medir bem-estar?) encontramos sempre a resposta, utilidade é propósito.

Estar presente

Por meio da positividade, você vive aquela dor, mas não se perde dentro dela. Não se desintegra. Não se descaracteriza como ser humano. E quando supera a tempestade, está pronto para o próximo passo.

Ser positivo é estar presente, hoje, aqui e agora. Porque a vida está acontecendo no "hoje", com tudo o que você é e com tudo o que lhe pertence. Portanto, nada é despropositado neste mundo nem você está no lugar errado na hora errada.

Falando assim parece fácil, mas é fato que perdemos a positividade muito facilmente. Quando isso acontece? É importante investigar quando a nossa conexão com o presente se perde. A resposta é também simples: quando ficamos presos, em pensamentos ou sentimentos, no passado ou no futuro. Conheço gente que diz: "Ah, faz dezoito anos que me separei e ainda não me encontrei...". Essa, porém, é uma dor que já acabou! Existe gente que guarda raiva da mãe porque quando tinha 3 anos ela o puniu ou frustrou. E ainda há aqueles que culpam professores e ex-namorados pelas dificuldades que passam hoje, sentindo rejeições de anos atrás como se tivessem acontecido ontem.

É o período do nosso luto, isso vale para qualquer sofrimento. No entanto, se alguém passa de um ano eu já considero como patológico, sintoma de neurose de algum tipo.

Você tem noção de quanto tempo dura a dor de um luto? Entre três meses a um ano, segundo os psiquiatras, passando-se esse período essa dor é considerada patológica. Você também não está sendo positivo se carregar consigo um medo, uma aflição ou uma ansiedade porque teme que amanhã, daqui a um mês, daqui a dois anos vai acontecer algo.

Existe um fenômeno bem interessante quando você usa sua positividade. Algo ruim aconteceu: um desencontro, uma perda, um desamor, um acidente... Apesar de ser um acontecimento forte, quando há positividade esse fato nunca envolve você como um todo. Posso explicar ainda melhor. Pense numa perda amorosa, seu parceiro ou sua parceira trocou você, foi embora ou o traiu; seu marido morreu, sua mãe morreu... É um sofrimento amoroso, entretanto, sua capacidade de trabalhar, seu lado profissional, suas relações com os filhos ou com os colegas de trabalho estão íntegras, sua vida inteira não precisa desabar por causa da dor (uma vez que isso seria deixá-la levar não só aquele amor, mas muitas outras coisas mais).

Então, é só um pedaço de você que está com muita dor. Certamente, ainda há algo em você capaz de trazer felicidade ou prazer, mesmo nesse momento tão difícil.

Esse sofrimento pode lhe tomar por inteiro e imobilizar: "Eu não consigo levantar da cama", "não darei conta de cuidar dos meus filhos", "não posso trabalhar hoje", "não aguento comer"... Isso não é ser positivo, embora esteja sentindo a dor presente.

A dor presente faz chorar, mas faz você lembrar também que é uma porção de partes e que está com uma dor profunda num determinado departamento seu.

Outro exemplo é a perda do emprego. Refiro-me àquela que é repentina, em que a pessoa é pega de surpresa e fica completamente perdida. Então, o indivíduo chega em casa, chuta o cachorro, xinga a companheira ou o companheiro, grita com os filhos. Ou seja, está descontando naquelas pessoas que são de outro departamento e não têm nada a ver com a situação.

De que maneira o ser positivo se comporta nesse caso? Ele vai sentir que perdeu o rumo profissional, mas por um período. Pode avisar para a família que está triste, que vai dormir mais cedo, que precisa chorar e ficar sozinho, que precisa encontrar os amigos porque não dá conta de voltar para casa naquele momento e não vai maltratar as pessoas por causa do que está sentindo. Vai ter o entendimento de que aquela dor é dele.

Converso muito sobre a positividade com as pessoas, e o que me perguntam é: "Como, a despeito das mais difíceis situações de vida, despertar toda essa positividade no meu dia a dia?".

Bem, você alcança essa positividade quando encontra aquilo a que chamo de o maior amor do mundo. E é para lá que você e eu estamos indo. Então, faça um bom café ou um chocolate quente e prepare-se para a próxima parada em nossa jornada!

O maior amor do mundo

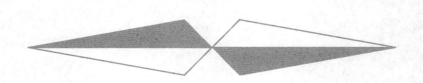

É INTERESSANTE PENSAR QUE A PALAVRA AMOR É TAMBÉM um conceito com foco no que é exterior a nós. Falamos e pensamos no amor associado a alguém ou a algo fora de nós. Deve ser por causa do condicionamento que recebemos ao longo da vida, do nosso aprendizado desde a infância.

A verdade é que amamos condicionalmente. E, assim, a força do nosso amor fica na troca. Eu dou, logo recebo. Se recebo, então dou. Às vezes só damos, é verdade, mas, como regra, esperamos alguma reciprocidade no amor.

Ao me deparar com tantas mazelas, seja na vida pessoal ou na profissional — relacionamentos ruins, falta de liderança, brigas no trânsito e nos meios de transporte, corrupção etc. —, somadas à busca e ao ideal de felicidade, confirmo, cada vez mais, minha convicção de que a raiz de nossos problemas está mesmo é na falta de amor.

Contudo, não é a este amor de "fora" que me refiro, a falta que está nos destruindo é do amor de "dentro".

Este é o maior amor do mundo. O amor-próprio. O amor que devotamos a nós mesmos e que vai além daquilo que lemos em matérias de revistas ou vemos em publicidade de cosméticos. Você tem amor por si? Responda com sinceridade.

Quando cada um descobre essa capacidade e se apropria dela de modo integrado, promove um relacionamento muito melhor consigo mesmo. Porque assim se instala em você a vontade de fazer o melhor por si mesmo (muitas ciências sociais teorizam que é da natureza humana agir de modo autointeressado, sem que isso signifique prejudicar outrem). A riqueza está também em constatar que as relações com todos os que estão a sua volta ganham em qualidade, amorosidade e compaixão.

No amor condicional, vivemos à espera de que os outros nos amem, nos respeitem, nos considerem. Para isso, inclusive, usamos de alguns artifícios: compramos presentes, somos bonzinhos, cuidamos com mimos, fazemos de tudo para ganhar reconhecimento e cobrimos as pessoas de agrados. Amar-se significa fazer tudo isso primeiro para si mesmo. Você se trata como a um amigo a quem admira?

O segredo, como a maioria deles, é simples, mas difícil de ser colocado em prática. Você quer o amor dos outros? Ele vem quando você começa a se amar. Quer reconhecimento? Reconheça-se. Quer respeito? Respeite-se. Quer felicidade? Seja feliz no agora. Tudo se realiza, primeiro, dentro de você.

Ao longo dos anos, aprendi a metáfora perfeita para nosso poder criador: somos uma usina geradora de energia. O que estou colocando dentro de mim alimentará meus resultados. O que eu gerar é o que vou atrair. Assim, se tenho amor por mim atrairei amor.

O que você está colocando dentro de si para ser a usina geradora de sua positividade e sua felicidade?

Amor incondicional

Ao invertermos o paradigma da dependência externa, automaticamente deixamos vir à superfície nossa incondicionalidade.

O amor-próprio é, portanto, um amor incondicional. Nele eu me amo com todo o meu bem e com todo o meu mal. Com todos os meus erros e as minhas dificuldades, com todas as vezes em que piso na bola e faço algo de que não me orgulho. Com todos os meus acertos e as minhas qualidades. Com aceitação verdadeira. Não me amo apenas se eu fizer o bem ou conseguir bons resultados.

Isso não quer dizer que eu diga "ok" para minhas negatividades, meus pontos fracos e minhas podridões, e que continuarei com eles sem nada fazer para tentar mudar. Nem que eu goste de mim mesmo e das minhas ações o tempo todo. Não, nada disso! Quer dizer, de modo honesto, que primeiro eu os reconheço. Aceito que os tenho, que aquilo também sou eu.

Nascemos puros e vamos constituindo nossas características de comportamento e personalidade humanas. Nossa referência principal são nossos pais ou cuidadores na infância. Afinal de contas, é lá que tudo se inicia.

Foi lá que começamos a nutrir o desejo de ser amados pelo que éramos. Numa idealização, projetamos que seríamos amados incondicionalmente se fôssemos perfeitos e não fizéssemos jamais nada de errado. Isso, porém, nunca deu certo, não é mesmo? Fizemos coisas erradas, sim, levamos bronca e fomos castigados. Aprendemos, então, que éramos imperfeitos e, portanto, maus (claro que me refiro aqui a um desenvolvimento psicológico e inconsciente e particularmente à visão infantil introjetada).

Contudo, esse sonho infantil cresce conosco e nós, adultos, temos o desejo de que ninguém descubra ou perceba que não somos perfeitos. Vamos esconder nossas fraquezas. E qual o melhor jeito de fazer isso? Ocultando nosso pior de nós mesmos. Isso é a inconsciência. Ou seja, o mal em mim mesmo que eu não consigo enxergar.

Quando você traz à tona o lado que tentou ignorar, estimula e desenvolve seu amor-próprio e incondicional, olha para todo o seu mal e o aceita, olha para todo o seu bem e o treina, treina, treina incansavelmente de modo que ele se torne maior que as suas negatividades. Elas – as negatividades – continuarão a fazer parte de você, mas com o diferencial de que existirá a consciência para escolher não mais acessá-las.

Minha filha Estela costuma dizer que sou um bom exemplo disso. Quando ela era pequena, eu era um tanto raivosa e impulsiva, nervosa. Ela tinha um medo danado de mim. Em momentos de tranquilidade, ela me dizia que, quando eu ficava brava, meu rosto ficava todo vermelho, minhas veias saltavam no pescoço e eu simplesmente explodia.

Aos poucos e com muito treino (levei mesmo anos para conseguir mudar isso), fui aprendendo a não reagir negativamente com tanta fúria. Primeiro, ainda ficava vermelha e com veias saltadas, mas já não explodia nem gritava. Depois foi a vez de as veias sumirem. Até que hoje, quando sinto raiva (o que naturalmente sinto como todo ser humano), já nem vermelha fico!

Minha filha – que é muito observadora e não deixa passar nada! – ainda percebe quando sinto raiva, mas é a primeira a atestar meu treino para modificar meu comportamento.

O treino do "seu bem" é sempre na positividade. Você aceita que não é perfeito e, quando erra, se perdoa e continua o treinamento.

A incondicionalidade, naturalmente, faz com que transbordemos de amor. E porque transborda, sobra. Você se preenche e dá amor de modo incondicional também. É inevitável amarmos o outro. É como se fosse uma continuação de nosso coração, que faz com que nossos braços se estendam para o outro.

Você não está com a outra pessoa por carência ou porque "precisa" ou somente se receber retornos. Você a ama porque ela está ao seu lado.

Você dá amor sem julgamento, sem crítica, sem condição. Você dá "apesar de" e "com" tudo o que a pessoa tem de bom e ruim. Não é amoroso ou amorosa com seu filho apenas se ele não fizer malcriação ou com seu parceiro ou sua parceira se forem legais, não deixando a toalha na cama. O amor incondicional é o amor da aceitação, lembra?

Autoamor também não leva a pessoa a achar-se superior, melhor que os outros. Não, isso é negativo! O verdadeiro amor incondicional é quando estou vivendo a igualdade com todas as pessoas. Somos todos humanamente falíveis e falivelmente humanos!

Se minha miséria emocional pode ser aceita, se a partir dela eu puder ver o lado positivo e treiná-lo, estarei vivendo o maior amor do mundo. Pois ele faz o bem por mim e pelas pessoas ao meu redor.

É um treino mesmo, porque o que vamos viver são momentos desse amor. Com dedicação serão vários, muitos e diários momentos. Então, nada de ilusões: "Ah, vou entrar na estrada do autoconhecimento e depois nunca mais precisarei passar por ela". Não é verdade. A gente vai, volta, vai, vai, volta, vai, vai, vai... Quanto mais treino, menos retorno. Contudo, não enganarei você, isso é trabalho para a vida toda. E se já me acompanhou até aqui, não vai perder a oportunidade de dar o passo definitivo para entrar nessa estrada, vai?

Inteligências humanas

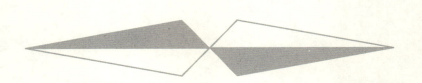

Nos meus muitos anos lidando com pessoas, conheci os mais diversos tipos de inteligência. Talvez eu seja uma grande privilegiada, pois raramente conheço pessoas desprovidas de alguma inteligência. Ainda assim, as inteligências são peculiares, como no caso de Marcos.

Marcos é um rapaz de aproximadamente 30 anos, formado em Direito e que, há um ano, estava em plena ascensão profissional. Foi nessa época também que se separou da namorada. O término da relação, seguido de grande tristeza, o paralisou e ele perdeu o trabalho pouco tempo depois do rompimento.

Ele sabia que precisava sair daquele poço em que se encontrava e também sabia o que deveria, pelo menos, começar a fazer. Entretanto, foi como se a vida tivesse parado para Marcos. Entrou em depressão profunda e seus parentes se viram na obrigação de intervir para ajudá-lo. O rapaz tinha pouquíssimo ânimo para realizar qualquer coisa.

Quando ele me procurou, contou:

— Sabe, Heloísa, tenho ciência de que estou depositando minha felicidade, e talvez até minha vida, nas mãos de minha ex-namorada, mas não consigo sair disso...

Marcos "sabia" disso, porém apenas com sua cabeça. Assim como muitos de nós sabemos de cor tudo aquilo que precisamos fazer para ter a vida com que sonhamos. No entanto, é preciso ter consciência de que fazer mudanças, ir de fato para a ação – com as tentativas e os erros, mas sempre buscando o melhor jeito de se movimentar – vai além de nosso conhecimento intelectual.

Mudar o comportamento envolve nossas múltiplas inteligências e a integração entre elas. Não apenas nosso intelecto (a inteligência que costumamos treinar mais). Envolve nossas emoções, nosso corpo – a forma de nos expressarmos –, e envolve nossa sabedoria interior, que muitos chamam de intuição ou espiritualidade.

A história do Marcos faz muito sentido neste momento porque sei quanto a perda de um amor abala as pessoas. Entretanto, não só. Sabe quais são as duas coisas que mais deixam as pessoas infelizes na vida? A perda de um amor (não por morte – pé na bunda mesmo!) e a de um emprego.

São experiências que podem gerar uma profunda dor. A perda pela morte traz dor também, mas não provoca culpa. Quando a pessoa perde o emprego ou a pessoa amada, ela se culpa e se questiona: "O que foi que eu fiz?". Culpa o outro ou a si própria. Pensa sobre tudo que poderia ter feito para aquela circunstância não ter se dado. Sente uma sensação enorme de fracasso.

Não é necessário experienciar uma grande dor para pensar em situações da vida em que você gostaria de ter feito diferente e não conseguiu. E em quantas sabia o que deveria ter feito e não realizou.

Veja se isso acontece com você: "O que penso não é o que sinto. O que sinto não é o que quero. O que quero não é o que faço. E o que faço não me satisfaz".

Pareceu-lhe familiar? Vive mais ou menos isso? Muito provavelmente, em maior ou menor grau sim, é o que a maioria das pessoas vive.

Esse descompasso mostra que há uma desconexão entre nossas inteligências. Faltou integração entre pensar, sentir, expressar e agir. Somos um conjunto de inteligências e nossos melhores resultados são obtidos quando elas estão conectadas.

Percebo que as pessoas têm grande dificuldade nesse ponto. Há quem tenha clareza sobre seu comportamento desconexo, mas existem aqueles que nem chegaram a esse ponto ainda. Isto é, não têm consciência sobre algo que estão fazendo de negativo e, inicialmente, contra si mesmos. Estão um passo atrás no caminho.

A informação de que a felicidade começa dentro de nós, na verdade, não é um conceito novo. Todavia, sabemos disso apenas com o intelecto. A felicidade perpassa por ele, sim, e também pela nossa inteligência emocional. Contudo, como é a parte emocional que não quer sofrer... Daí o porquê de termos tantos descompassos.

Chegamos a um ponto superimportante de preparação de nossa viagem. Durante o percurso, você trabalhará com suas inteligências. Despertará o olhar, a atenção e as novas formas para integrá-las. Antes, porém, precisa conhecer mais sobre elas e entender por que, em geral, estão tão desconexas.

Intelecto, emoção, espírito e corpo

Um homem simples, um alfaiate, cuja sensibilidade e sabedoria o levaram a desenvolver uma extrema percepção sobre nós e nossos comportamentos. Assim era Bob Hoffman. Em 1967, na Califórnia, ele desenvolveu uma metodologia de autoconhecimento em que destacou nossas principais inteligências. Referindo-se aos aspectos do "ser" humano, dizia que somos compostos pelos "seres": **intelectual, emocional, espiritual (ou intuitivo) e corporal (ou físico).**

Essas quatro inteligências sintetizam nossa principal constituição. O método de Bob recebeu o nome de Processo Hoffman e foi reconhecido, cientificamente, pela Universidade da Califórnia, em Davis, em estudo publicado em 2003.

Todo o meu trabalho de autoconhecimento está baseado nessas inteligências. Embora hoje já tenha sido mapeada uma diversidade maior — e somos a junção de todas elas —, essas quatro são os pilares que sustentam todos os demais aspectos que nos compõem.

Acompanho e reconheço conquistas de outros profissionais que também se debruçaram, e ainda se debruçam, sobre o comportamento e as inteligências humanas. Carl Gustav Jung, por exemplo, psiquiatra e psicoterapeuta, descreveu o que chamou de quatro funções psicológicas humanas — pensamento, sentimento, sensação e intuição —, também entre o fim dos anos 1960 e início da década de 1970.

No entanto, as pessoas passaram a prestar mais atenção à diversidade das inteligências a partir de 1983, quando o psicólogo Howard Gardner publicou o livro *Estruturas da mente: a teoria das inteligências múltiplas.* Inicialmente, mencionou sete e hoje, contempla oito em seu site oficial: linguística, musical, lógica/matemática, espacial, corporal/cinestésica, interpessoal, intrapessoal, naturalista.

Contudo, o grande bum mundial veio em 1995, a partir de *Inteligência emocional*, livro de Daniel Goleman. Felizmente, o coeficiente da emoção passou a receber muito mais prioridade e popularidade. Hoje, as pessoas querem ter inteligência emocional. Aliás, está provado que quanto mais a temos melhor é nossa inteligência física, portanto usamos melhor nosso corpo.

E pensar que, trinta anos antes, Bob Hoffman já falava e até havia criado técnicas de desenvolvimento sobre tudo isso... Pena não ter podido ver todos esses avanços mundiais e quanto contribuíram também para validar seu trabalho.

Presto aqui minha homenagem a este homem talentoso e generoso que se dedicou a despertar às pessoas para o poder do amor que reside em cada um de nós. Ele deixou esta vida em 1997.

O caminho das inteligências

Bob adorava usar metáforas e, assim, chegava mesmo muito mais facilmente à compreensão das pessoas. Quando começou a falar sobre as inteligências, explicava que para entendermos o ser humano precisávamos pensar que somos como um diamante, que possui várias facetas. Todas brilham. Você se responsabiliza por seu brilho e contribui com seu entorno na medida em que transmite luz.

Foi a partir daí que criou o desenho da quadrinidade, a junção de nossos quatro aspectos. Ele é representado por um diamante visto de cima, observe:

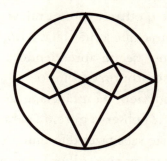

Inteligência emocional

O losango à esquerda representa nossa inteligência emocional. Fica à esquerda porque é onde, em nosso corpo, está localizado o coração.

São nossos sentimentos e nossas emoções. É a inteligência mais vivida e experienciada em toda a primeira infância, até por volta dos 7 anos.

Quando a criança nasce, ela é seu corpinho e todas as sensações dele. Em resumo, sobressaem sua parte física e emocional – as outras inteligências estão lá, mas em latência. Sentimento e corpo são o que podemos perceber ou, diria até, mapear. Uso esse termo porque, inclusive, há estudos que já mapearam o choro dos bebês. Ele é a expressão de uma emoção, de algo que o bebê sente.

Entretanto, quem é mãe sabe que não são necessários muitos estudos para detectar choro de fome, frio, sono, cólica... não é mesmo? Mãe ouve um "uhmuhmuuhmuhmu" e, intuitivamente, sabe do que se trata. É a riqueza de nossas múltiplas inteligências também.

A criança nasce com toda a capacidade de sentir e vai desenvolvendo-a à medida que percebe como é que o outro vive. Como é que o outro expressa raiva? Tem abraço? Não tem abraço? Como é que a mãe fala? Alto, baixo, depressa... Tudo isso a criança segue aprendendo a expressar, tendo como referencial o próprio corpinho.

E nosso aprendizado, na infância, é sempre por cópia e repetição. A criança observa e treina para fazer igualzinho. Mesmo porque não sabe fazer diferente. Até esse momento não tem argumento para escolher fazer diferente (e "argumento" é coisa da inteligência intelectual).

Dessa maneira, todo o nosso original virá da cópia.

Destaco aqui que a inteligência emocional é a nossa inteligência relacional. Ela é gregária, vive em grupo. É quem faz com que precisemos uns dos outros e desenvolvamos afeto por aquilo que nos rodeia. Ela nos une. Logo, o ser humano não existe sozinho.

Inteligência intelectual

A inteligência intelectual está na parte direita da figura do diamante. É posicionada como irmã da emocional. Estão lado a lado e possuem o mesmo tamanho.

O ser intelectual nasce, é claro, também com a criança e é toda a sua capacidade de aprendizagem. Quando aprende a andar, é intelectualidade em ação. Aprende a falar, usar o banheiro, escovar os dentes, usar os talheres. Ela permanece se desenvolvendo juntamente com a emoção.

No entanto, quando a criança é pequenininha, pode chorar, fazer manha, ficar brava, bater o pezinho no chão (a gente acha graça inclusive), enfim, ela pode expressar suas emoções. Com o tempo, vai sendo educada e é seguro dizer até que ela vai sendo "adestrada". Penso nisso porque, neste momento, ensino minha cadela a sentar-se. Cada vez que atende ao meu comando, ganha um biscoitinho, um parabéns e um carinho. Quando meus filhos começaram a fazer xixi no peniquinho, meu marido e eu agíamos de modo bem parecido: "Muito bem! Parabéns!", falávamos animadamente.

Bem, se vamos educando ou "adestrando" a criança, mostrando o que é certo, o que é errado, o que é adequado, inadequado e assim por diante, toda criança – em qualquer lugar do mundo – vai se adaptar à comunidade em que vive. Se a comunidade anda sem roupa, estará tudo certo andar assim; se a comunidade não come carne de vaca, ótimo. É como ela aprenderá e isso fará parte dela.

Nesse processo, quando a criança chega à fase entre 5 e 7 anos, em que terá o sistema neurológico mais desenvolvido, começa a aprender a ler os signos. É a época da alfabetização. Assim, ao número 1 se juntará o significado também da quantidade um. A letra O terá um significado junto à letra I, por exemplo. É quando o "biscoitinho" que ela ganha por se comportar bem muda.

Reflita comigo: quando vemos uma criança de 1 ano fazendo birra, achamos engraçadinho; no entanto, aos 5, 6, 7, 8 anos, isso não é mais permitido. Em nossa cultura, é inaceitável. A criança leva bronca, é repreendida ou humilhada com frases do tipo "Você parece um bebê de 1 aninho...". Ela vai aprendendo a controlar suas emoções: *Bem, bater o pé não pode.* Todo "biscoitinho", afago, reconhecimento virão a partir de tudo o que aprender cognitivamente. Isto é, no que conseguir obter de aprendizado racional.

Aprendeu a ler? Com a leitura do primeiro livro, ganha uma medalha, ou um presente. Passou de ano? Ganha a viagem de férias. Comportou-se bem, então, nem se fala. Para nossa comunidade, se comportar bem é a tradução de "Ela não expressou as emoções". Comportar-se bem significa que a criança não fez birra nem cara feia, não chorou, não xingou ninguém, não bateu o pé... Aí ganha "biscoitinho".

A inteligência emocional vai se aprisionando nesse caminho. Enquanto a intelectual — a capacidade de aprender, o raciocínio, a geração de ideias — ganha proporções gigantescas. Por quê?

Muitos pais e educadores, em grande parte, apenas vão se atentar à parte emocional quando a criança não for bem nas notas escolares. Enquanto for malcriada, vão contornando, afinal "Ela tira 10 em Matemática!"; colocam a produtividade em primeiro lugar. Os pais estarão tranquilos: "É gênio! Mais bravo, mais cordato, mais bonzinho, mais quieto... mas gênio". Enquanto o boletim estiver com notas boas, não há preocupação e todo o investimento será em: "O que você vai ser quando crescer?".

Este é o símbolo da inteligência intelectual: **"O que você vai ser quando crescer?"**.

Em geral, nunca perguntamos nem olhamos para a criança a fim de descobrir "quem ela é". Porque a criança é, antes de tudo.

Perguntamos o que será quando crescer, dando a informação de que, naquele momento, ela não é nada. Somente quando tiver uma profissão, somente quando souber ler e escrever, somente quando aprender Matemática, somente... Tudo isso é aprendizado intelectual.

Esse é só um aspecto, como dizia Bob Hoffman, irmão da emoção. Contudo, em nossa sociedade, nossa civilização, nosso momento, ele é muito mais valorizado e parece ser sempre o único. Contudo, é só um aspecto.

Inteligência espiritual (ou intuitiva)

Talvez o aspecto sobre o qual damos pouca ou nenhuma importância é a inteligência espiritual. Na figura, ela é representada pelo losango ao centro e perpassa nossa emoção e nosso intelecto.

Vou falar um pouco mais sobre ela porque é a que as pessoas menos conhecem (ou nem conhecem) e também a que costuma gerar confusão.

Confesso que esse nome – espiritualidade – às vezes atrapalha bastante meu trabalho. Porque a espiritualidade, na nossa concepção de cultura ocidental, está muito ligada a religião (parece-me que os orientais falam sobre o tema com mais tranquilidade e naturalidade). Surge um equívoco enorme diante dessa interpretação.

É como se na sociedade ocidental houvesse uma condição para existir essa nossa inteligência. Para ser espiritualizada, a pessoa precisa ser adepta ou seguidora (muitas vezes fervorosa) de uma crença ou religião, estar vivendo em um mosteiro, ter feito o Caminho de Santiago de Compostela... Quer dizer, precisa de cultos, dogmas ou doutrinas.

Quando Bob pensou na nossa esfera espiritual, não·quis dizer nada disso. Ele explicava que a espiritualidade é nossa melhor parte. É nossa intuição. É nossa porção sábia.

É um aspecto que nasce com o ser humano e atua em nós desde sempre, mas, como nunca foi nomeado, é como se não existisse. Necessita ser trazido à superfície para que sua luz seja também revelada.

Imagine que seu diamante esteja envolto por uma camada de musgos. Ele precisa ser remexido, bulido, limpo para que possa trazer sua luz à tona. Bob sempre lembrava que todo ser humano tem luz, sua luz própria.

A melhor parte somente consegue se desprender dos musgos se as inteligências emocional e intelectual puderem viver uma trégua e se dar a mesma importância. Elas têm funções diferentes, mas a mesmíssima importância.

Quando há esse nível de igualdade, há espaço para que esses dois aspectos possam ouvir e reconhecer que existe uma sabedoria. Enquanto o musgo estiver encobrindo o diamante, você pode fazer o que quiser no caminho da felicidade e da positividade, mas tudo ficará teórico ou mentiroso. Ou é uma grande teoria porque ninguém consegue provar nada, ou é uma grande mentira porque o tempo todo as inteligências (emoção e razão) estão querendo ganhar poder.

A espiritualidade não entra no joguinho da emoção e da razão, não disputa espaço. Essa história de que a inteligência intelectual é maior que a emocional, ou que a emocional é melhor que a intelectual... Para o ser espiritual isso não tem nenhuma importância.

A inteligência espiritual já está em você, não é preciso desenvolvê-la ou se dedicar para ver como ela cresce. Você só precisa se dedicar a encontrá-la. Como fazer isso? Primeiro tem de ficar de bem: coração e cabeça. É preciso que exista integração.

Sabe quando nossa inteligência espiritual surge em *flashes* rápidos? Numa situação de grande êxtase ou diante de um problema. Por exemplo, algumas mulheres contam que o momento de dar à luz é algo absolutamente preenchedor (interessante observarmos a presença da palavra "luz" nesse contexto, não é mesmo?), apesar das dores e das dificuldades que são descritas.

Todavia, percebo maior manifestação dessa inteligência perante os problemas. Por exemplo, quando uma pessoa relata: "Não sei de onde veio aquela força", "Eu tive uma coragem!", "Naquela hora veio uma garra não sei de onde". Pois então, veio da inteligência espiritual.

Quantas vezes ouvimos a expressão "presença de espírito" para se referir a uma pessoa que teve a capacidade de reagir prontamente a uma situação inesperada? Significa que aquele momento foi espiritual.

E ao dirigirmos um carro, então? Ah, você não dirige? Ok, mas certamente já ouviu o relato de algum motorista sobre um acidente ou uma situação de estar na iminência de um acontecer. O indivíduo (ou você) conseguiu desviar, frear, antecipar a ação do outro. Em suma, saiu daquele instante de risco. "Não sei como fiz aquilo", conta a pessoa. Foi a presença de espírito. A inteligência espiritual.

Penso que todo ser humano vive algo assim um dia, em menor ou maior grau. Entretanto, a gente bem que poderia facilitar muito nossa vida se fizéssemos muito mais contato com essa inteligência. Já pensou, diariamente? É possível.

É a terceira inteligência e não é nem mais nem menos importante que as outras.

Você vive um momento de escolhas e indecisões? Não sabe qual caminho seguir, o da direita ou o da esquerda? Fica com todos os questionamentos sobre o que fazer, racionaliza, pede a opinião de um e de outro, faz listas e pesa consequências. No fim, só você mesmo poderá tomar a decisão. Se for imbuído e com apropriação de sua inteligência espiritual, escutará sua intuição e sua sabedoria. Não precisará de tantos questionamentos. Escolherá, com certeza, serenidade e paz.

Bob Hoffman dizia: "O ser espiritual é aquele que 'sabe que sabe'. Ele mostra o caminho, lidera".

O amor está na inteligência espiritual. Se você diz ou pensa que precisa "construir" o amor, está se referindo à inteligência emocional. Porque a inteligência espiritual é o amor. Aquele que sentimos pelas coisas mais simples da vida, e do qual não temos dúvida. Todos nós em alguns momentos sentimos isso, simplesmente sortudos por poder experimentar o momento em que estamos.

Essa nossa parte é a grande inteligência da conexão. Eu me conecto com o todo e comigo mesma por meio da minha parte sábia, da minha intuição e do meu amor-próprio.

A ideia do mapa da felicidade e do autoconhecimento é poder valorizar os momentos da consciência de nossa espiritualidade e torná-los cotidianos. Que a gente tenha um momento desses por dia, pelo menos. A vida ficará mais fácil.

Quando eu era menina, papai lia diariamente as notícias do jornal e comentava os casos. Tinha um monte de desgraceiras (nada atual, não é mesmo?). Ele contava, lastimava as guerras e falava:

— Se as pessoas pensassem um minuto por dia em Deus, tudo estaria resolvido.

Meu pai era um homem religioso. Não é esse meu caminho neste livro. Contudo, reflito hoje sobre a sabedoria dele. Se as pessoas pensassem um minuto por dia na própria capacidade de amar — que está na inteligência espiritual, a fonte do amor —, ahhh... o mundo não seria desse jeito, não seria. Então, me lembro sempre de meu velho e repito: "um minuto de amor por dia".

Papai falava de Deus como um ser ainda fora de nós. Eu, com o autoconhecimento, achei a luz dentro de nós. Então: um minuto por dia. Com você mesmo, com sua conexão. O mundo será melhor. Esta é a proposta.

Um minuto por dia, conecte-se com você e com seu amor.

Inteligência corporal (ou física)

A inteligência corporal é representada (no desenho de Bob) pelo círculo que envolve todas as demais, uma vez que é em nosso físico que habitam e se expressam: a emoção, o intelecto e a beleza do ser espiritual.

É a inteligência que nos torna humanos, no sentido físico. Quando bebês, já começamos a explorá-la: primeiro olhamos a mãozinha, depois o pezinho, colocamos a mão na boca, em seguida também o pé, seguramos a mamadeira, ficamos em pé no berço, saímos sozinhos do berço, engatinhamos... São os movimentos iniciais até aprendermos a expressar o que está dentro do corpo.

O físico é a única inteligência visível. Quando você precisa fazer uma avaliação de alguém, por exemplo, seja emocional ou racional — como saber se fulano é um bom líder, se desenvolve boa atividade em grupo, tem boa redação, se a criança é hiperativa... —, é sempre por meio da manifestação física. É a única coisa que consegue, realmente, ver.

A manha da criança é manifestação também da inteligência física. Está mentindo e inventando fisicamente um choro. Há crianças que até conseguem nos enganar. Eu mesma já fiquei em dúvida em situações com meus filhos: *Será que está mesmo com dor de barriga?*. Como é que posso estar muito brava e fazer cara de contente? Com minha inteligência corporal. Nesse contexto, os atores desenvolvem essa inteligência de maneira brilhante.

Com o passar do tempo, nosso corpo vai aprendendo a encontrar maneiras de expressar o que sentimos e o que pensamos, sempre a partir da cópia e da repetição. E, nossa, quantas vezes sai tudo torto e nem era nada daquilo que queríamos colocar para fora! Ou, então, a expressão nem sai, fica toda armazenada dentro de nós.

Bem, está na hora de compreendermos melhor nossos descompassos e desalinhos.

Fora de ordem

Nossos comportamentos são uma junção de todas as inteligências. O resultado vem da mistura entre elas, não dá para sermos somente uma e não outra. Contudo, essa mistura pode estar bem fora de ordem.

Emoção, intelecto e corpo têm seus pontos positivos e também os negativos (já a espiritualidade é sempre positiva). No entanto, o objetivo aqui é caminhar para crescer, melhorar e obter positividade e felicidade. Logo, nosso olhar está com foco no que é impeditivo, justamente para que as barreiras possam ser removidas. E vamos atrás daquelas que nem conseguimos ver ainda. Desse modo, vou me centrar nos aspectos que nos limitam e nos impedem de avançar. Outra boa notícia é que, neste trajeto, as qualidades ganham força, é inevitável!

Apesar de a inteligência física ser a única visível, não é a que aprendemos a priorizar em nossa sociedade. Como já vimos, o aspecto mais valorizado tem sido a intelectualidade. É o único que consegue "falar" e, assim, ser ouvido. Em geral, chegamos à vida adulta muito mais "cabeções" do que qualquer outra coisa. E o que mesmo o ser intelectual (negativo) nos repete inconscientemente? Que somos maus, imperfeitos. É nessa inteligência que mora o preconceito.

Você é muito dominado pela razão? Justifica muito? Fala muito? Racionaliza o tempo todo? Explica muito? É fechado demais? Julga todo mundo? É excessivamente autocrítico? Acha que é mais que as outras pessoas — estudou mais, tem mais títulos? Ou que é menos? Vive oscilando de acordo com as pessoas e com os lugares em que está? Tudo isso é intelectual.

E porque, desde a infância, treinamos mais esse aspecto, suas proporções ficaram maiores, provocando desnível. Tanto que, inacreditavelmente, muitas pessoas confundem essa inteligência com a espiritual. Dizem: "Claro que uso a espiritualidade, porque 'penso' tudo o que é de bom para mim". Pensar pertence à intelectualidade.

Outro exemplo está no fato de as pessoas preferirem a segurança ao amor. É isso mesmo. Em nossa experiência no Processo Hoffman, quando perguntamos aos participantes quais suas maiores queixas, 99% mencionam a insegurança – independentemente do nível social (até mesmo grandes CEOs e doutores relatam altos níveis de insegurança). A insegurança vem justamente da crença "não sou bom o suficiente". É verdade que não se sentir "bom" é do aspecto emocional, mas o intelecto fica o tempo todo confirmando: "Tá vendo, você não está fazendo direito, tá vendo...". Os preconceitos, assim como o controle, moram na intelectualidade.

As pessoas abrem mão do amor para se manter seguras. E o que a inteligência emocional quer? Quer ficar perto, quer amor. Ou seja, nessa ação são criados mais desníveis dentro de nós.

Lembra que lá pela idade da alfabetização já tínhamos de saber nos comportar, não chorar, não brigar, não ficar triste e caso estivéssemos muito alegres... "O que é? Viu passarinho verde?" – já perguntaram isso para você? Em suma, o que aprendemos é que aquilo era inadequado. Desse modo (e, repito, inconscientemente) aprendemos que sentir era algo inadequado. Era melhor fechar a boca e não se expressar. Fomos usando menos e reprimindo as emoções. As negativas e também as positivas. Resultado: desníveis.

Em contrapartida, há também pessoas que expressam muito mais o aspecto emocional. São raivosas o tempo todo, chorosas, lamuriosas, estão sempre se manifestando emocionalmente e com pequena capacidade de estratégia, lógica e de pensamento de sobrevivência.

Se ficamos em desalinho, o corpo físico dá notícias: vai comer demais ou de menos, realizar poucos movimentos, ter doenças, dores, envelhecer mais depressa... Olha, vou contar para você que por causa desse descompasso nós, seres humanos, morremos mais ou menos cinquenta anos antes do que realmente deveríamos!

Você sabia que, segundo Georg Church, o primeiro cientista a sequenciar o código genético humano, nosso DNA está desenvolvido para vivermos 120 anos? Pois é. Fomos preparados pela natureza, mas nossa média de vida está entre 70 e 80 anos. Por que morremos antes? Porque adoecemos mais do que deveríamos, estamos num desencontro interno. Pouquíssimas pessoas usam a inteligência física e algumas chegam ao nível zero. Quando cuidamos, em geral, é para reformar. A gente dá remédio depois que adoece, faz lipoaspiração porque fica gordo... O cuidado para não adoecer e para envelhecer de modo saudável praticamente não existe.

Todas essas desconexões e esses conflitos internos impedem ou inibem a inteligência espiritual de aparecer e assumir seu lugar. Sua intuição passa pela sua cabeça, pelo seu coração e você não dá a menor bola. Essas desconexões inibem seu amor incondicional (que vem do ser espiritual), o amor em que você "é", "faz parte", "pertence".

Para a estrada do autoconhecimento dar certo, você vai precisar da integração dessas inteligências. A integridade permite que elas se percebam, conversem e se reconheçam.

A estrada possibilita que você visualize seu diamante, dando a real dimensão para cada um de seus aspectos – todos com a mesma igualdade e importância. Será preciso limpá-lo, constantemente ou de vez em quando, vai depender de você, pois os musgos voltam e tentam esconder sua luz.

O amor negativo e a revolução interna

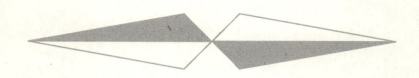

TODA ESSA FALTA DE CONEXÃO ENTRE AS INTELIGÊNCIAS REVELA TAMbém nosso amor negativo, como nomeou Bob Hoffman.

É estranho pensar num amor negativo, não é? Ele é negativo porque é o amor que faltou.

Hummmm. Como assim, "É amor mas faltou"? O que exatamente faltou? A incondicionalidade, oras.

O amor negativo vem de nossa inteligência emocional e é relacional. Na infância, percebemos o amor a partir da condição. Acho que todos compreendem quando digo me referir àquele que diz à criança: *"se você fizer..., se for..., se falar..."*. Na condição de crianças, fomos amados *quando* nos comportávamos bem, *se* fôssemos bem na escola... Era assim que nos sentíamos! Não nos sentíamos amados quando desobedecíamos ou não tínhamos o desempenho que nossos pais desejavam. Não nos sentíamos amados incondicionalmente.

Por ter faltado acesso ao amor incondicional, tivemos dificuldade para nos conectar com o outro. Com amor condicional, uma pessoa somente consegue se relacionar. Isso é completamente diferente de conexão (em nível íntimo ou se preferirem, neural). A relação depende de duas pessoas. A conexão depende apenas de uma – de si mesmo. Eu me conecto com você, entretanto, se você se conecta comigo... aí eu já não sei. Por outro lado, se eu me relaciono com você, estou sempre com segundas intenções (ainda que não necessariamente más!), afinal quero que você se relacione comigo também. Isso é condição. Não é que esteja errado, apenas que gera falta.

Isso explica, por exemplo, pessoas que têm boa família, bom emprego, boa comida, boas roupas, bons amigos... e vivem a sensação de que falta algo a ser feito, uma insatisfação.

Encontrar o "eu pertenço", descobrir seu propósito, se dá por meio da parte espiritual, no amor incondicional (sem conotação religiosa, lembra?). Bob contava que, por não receber esse amor, a criança se sentirá abandonada. Não me refiro ao abandono da relação. Há pais que ressaltam: "Nossa, eu nunca abandonei meu filho". Ou os adultos com relação aos seus pais: "Imagina, eu tive pai e mãe muito presentes". Os meus, inclusive, também foram. Todavia, quando estavam numa tentativa insana de me educar, de me tornar apropriada para aquela verdade e para aquela comunidade (e tudo isso para eu não sofrer), faziam eu me sentir inadequada, com defeito e abandonada.

Portanto, eu experienciava uma sensação de que não pertencia. Pensava: "Será que sou adotada nesta família? Minha mãe gosta mais da minha irmã do que de mim?". Na verdade, não pensava, sentia. Porque me faltava pertencimento. Faltava conexão. São emoções que vivi na infância e, na época, não tinha capacidade intelectual para discernir a respeito do que estava certo ou não (e esses aprendizados emocionais são levados para a vida adulta).

Só para ilustrar: como criança, contei mentiras para meus pais. Como pais que tinham em mente que eu precisava ser educada, eles me fizeram comer pimenta e sabão para me educar. Por amor. Para eles eu não podia aprender a mentir. Entretanto, emocionalmente, senti-me agredida, violentada, desrespeitada. Adorava contar histórias. Então, inventava e fantasiava situações.

De modo geral, as pessoas não se debruçam em saber por que aquela criança mente. Se partem do princípio de que está errada e "é mentirosa" — como se tivesse nascido assim —, repreendem e castigam. Não refletem sobre ela ter aprendido, desenvolvido ou mesmo estar usando uma estratégia de sobrevivência, algo como: "Esta criança está querendo me dizer alguma coisa com essa mentira, o que será?". Não, para muitos é: "Esta criança é danada, é má, ela mente, precisa parar com isso". E como parar de mentir? Para meus pais (e os de muita gente) a resposta era simples: comendo pimenta.

Eles estavam se relacionando comigo? Sim. Eu estava me sentindo amada? Sim. Contudo, era amor negativo.

Nesse percurso, a criança vai crescendo com o amor relacional e negativo. O espiritual fica escondido, não visto e cada vez menos presente. Ora, se existe a crença de que sou uma pessoa "má", como é que posso pertencer à família boa? Pertencer à escola boa? Ao trabalho bom? Ao grupo de amigos bons? Farei tudo isso, mas me sentindo uma fraude. No momento em que descobrirem que sou "má"...

Eu me lembro de uma ocasião na qual Samanta veio me procurar, buscando aconselhamento, mas antes mesmo de dizer o que lhe afligia já foi disparando:

— Preciso de sua ajuda. Eu não consigo confiar em ninguém. Preciso saber se você é uma pessoa adequada para esse auxílio — disse-me e passou a apresentar uma série de condições. — Você precisa ser perfeita, ter uma compreensão absoluta do ser humano, ser amorosa o tempo todo com as pessoas, não pode nunca ter mentido, precisa estar neste trabalho 100% por amor e nunca com segundas intenções...

Bem, enquanto ela discorria sua lista, eu pensava: "Humm, acho que não sou eu".

— Nossa, mas eu sou humana — falei carinhosamente para Samanta. — Alguém para ajudar você precisa ser sobre-humano. E você veio conversar comigo... Sabe, nos meus piores momentos já tive vontade de matar minha mãe.

Ela arregalou os olhos, levantou e disse:

— Você não pode me ajudar — foi embora.

"É, foi mal", refleti. Não posso contar a verdade para as pessoas porque vão pensar que sou má. Sim, tive vontade de matar minha mãe quando colocou pimenta na minha boca e me fez comer sabão, e em outras situações parecidas! Qual criança não vive seus rompantes?! Outro dia mesmo soube que minha afilhada deu uma baita mordida na mãe porque não queria ir tomar banho! Ela estava ou não com raiva da mãe naquele momento? No entanto, um filho não pode dizer nem pensar em matar a mãe, nossa cultura não está aberta para fazer as interpretações das condições que levam a esse tipo de sentimento. E se o filho não pensou em matar, desejou que a mãe torcesse o pé, se machucasse. Contudo, é um perigo você contar isso por aí.

De fato, existe um lado meu que é mau e outro que é legal. Todo meu esforço hoje é mostrar para as pessoas que nosso melhor é a junção dos dois.

No amor condicional, porém, vivemos isso ou aquilo. Então, se nos meus piores momentos tive vontade de matar minha mãe, sou julgada como "má" no todo (quase como se quisesse matar minha mãe o tempo todo!). Não importa se nos meus melhores momentos sou a filha mais cuidadora, sou uma mãe amorosa, extremista, boa amiga. Isso não faz diferença nenhuma.

É por isso que quando estou no amor condicional tenho medo de que as pessoas descubram minha parte má. É o amor que falta. Quando você ama incondicionalmente, ama com todo o bem e aceita todo o mal, lembra? (Podemos ir ainda mais longe nessa linha de raciocínio e dizer que se ama justamente por causa do mal... Afinal, é ele — recheado de defeitos e vicissitudes — que torna a pessoa quem ela é! Maravilhosamente humana.)

Existem pessoas para as quais cito o mesmo exemplo sobre minha mãe e que acabam por gostar ainda mais de mim. "Como você foi corajosa para se expor", comentam (mas tem gente que prefere mesmo não continuar conversando comigo).

Agora, como mudar todos esses paradigmas, conceitos de felicidade, positividade, amor-próprio, inteligências, amor negativo, se acredito que sou uma pessoa essencialmente má? Impossível.

Primeiro é preciso aprender a fazer uma grande revolução interna:

Mudar o conceito a respeito de mim mesmo.

Marcos, aquele rapaz que estava mal pelo fim do relacionamento e que havia perdido o emprego, não conseguia reagir porque estava desconectado de suas inteligências e de seu amor-próprio. Somente ele poderia fazer isso por si mesmo. Necessitava se olhar de outro ângulo, mudar o ponto de vista sobre si mesmo para acessar sua melhor parte e realizar as mudanças com autoconfiança. Por escolha, decidiu trilhar um novo caminho. Já começou a dar os primeiros passos e vive outro momento.

Não existe um guia de instalação ou um *chip* que automatiza o processo para se ver e alterar o conceito sobre si. As mudanças são resultado do próprio processo de autoconhecimento e de como percorrerá essa estrada.

Placas da sua verdade

Vivemos em meio a verdades e mentiras desde o nosso nascimento. Refiro-me mesmo aos conceitos que, ao longo de nossa vida, definiram e ainda definem tudo o que consideramos certo e errado (por sua vez, certo e errado definem os prêmios e os castigos que estabelecem as regras de convivência em nossa sociedade).

Em outras palavras, aprendemos desde bem cedo a "avaliar" o caráter das pessoas, inclusive o nosso, conforme o conceito do que aceitamos como bom ou mau. Significa que instalamos paradigmas e crenças espontaneamente no percurso de nossa história, sem que possamos nos dar conta.

Contudo, muitas dessas verdades que acreditamos ser nossas são, de fato, de nossos antepassados. São valores transmitidos de geração a geração e que, um dia, chegaram a nós sem que tivéssemos um único motivo para questioná-los.

Mudar o conceito sobre si mesmo implica descobrir qual é a sua verdade. A grande revolução interna que proponho — o autoconhecimento — é para que possa responder: Você tem certeza de que suas crenças são suas? Já se permitiu verificar qual a raiz de suas verdades? De onde vieram? A quem você está seguindo? Para onde você quer ir? Como quer fazer essa caminhada? Como quer estar se sentindo quando chegar lá? Tem se relacionado com pessoas? Para quê? Para que você acorda todos os dias? E quem se importa com isso? Qual é o seu propósito?

Até aqui passamos por muitas reflexões e revisões sobre conceitos internalizados, novos pontos de vista e aprendizagens também. Precisávamos disso para continuar na estrada.

Agora, mapa em mãos! Existem quatro principais paradas que levam à revolução interna:

Primeira parada: TOMAR CONSCIÊNCIA
Segunda parada: COMUNICAR
Terceira parada: PERDOAR
Quarta parada: ENCONTRAR

São nossos pontos de parada oficiais (temos um ou outro *pit stop* extraoficiais... Contudo, no mapa, esses quatro têm pontos vermelhos para chamar atenção!) e nos quais teremos diversas atividades a realizar. Afinal, esta é uma viagem interativa! (Lembre-se de que gosto de companhia.) Assim, nada de só contemplá-los com pensamentos. A prática é fundamental nessa caminhada. É a experiência de vivenciar cada trajeto que ajudará você a se conhecer. São os passos de seu autoconhecimento.

Valorize seus 98%!

Antes, importante: valorize seus 98%!

Lembro-me de uma época em que, por causa das notícias do jornal terem um foco grande voltado para as desgraças – e meus filhos liam ou assistiam ao noticiário –, quando andava com eles pela rua gostava de fazer uma brincadeira para que ficassem menos impressionados com o que viam o tempo todo. Mostrava um prédio e lhes perguntava:

— Quantas pessoas devem morar ali?

Era um jeito também de treinar a matemática, mas quando examinavam e davam as respostas eu comentava:

— Sabem quem mora ali? Só gente boa! Gente que está saindo para trabalhar, que leva o filho à escola, que brinca com criança. Só tem gente boa. E estão vendo aquele outro prédio ali? Só gente boa. E aquele outro? Só gente boa!

Eu explicava, em seguida, que o assalto mostrado na TV tinha sido realizado por "uma pessoa", que existia bandido sim, porém, existia toda aquela quantidade de gente boa. Uma proporção bem maior. Era um jeito de influenciá-los a ver o que havia de bom ao redor.

Somos treinados a colocar o foco nas coisas ruins e esquecemos que tem gente boa morando do nosso lado. O mesmo acontece com nossos comportamentos.

Temos 98% de coisas boas e 2% que afe... nossa... é muito ruim mesmo. Eu concordo. Entretanto, focamos e colocamos lupa nesses 2%! Parece que somos 98% ruins (algumas pessoas que me procuram estão mesmo convencidas de que são 100% ruins).

Claro que ficamos com medo de nos olhar, de revelar a face negativa — mesmo que seja somente para si próprio. E saiba que a proposta aqui é justamente esta. É de você para você.

Isso envolve olhar para o seu mal e também para o seu bem. Contudo, como já mencionei antes, o que nos atrapalha são as negatividades (aquelas de que temos ciência e as que ainda nem percebemos). Assim, na estrada a seguir o objetivo é olharmos para elas, com lupa e tudo. Combinado? (Repito: são somente 2%)

É esse processo que ajuda a levar clareza ao seu diamante — seu corpo, seus pensamentos, seus sentimentos e sua espiritualidade. É como desembaraçar nós emocionais criados ao longo da vida — medos, inseguranças, rigidez, autocríticas, ansiedades... Você começa a fazer uma limpeza que, primeiro, leva transparência sobre si e depois promove sua liderança interna.

Lembre-se: você é 98% de coisas boas, hein?!

Pratique – Modelos de combustível

Do que você gosta? Vamos começar a identificar suas preferências para saber de modo mais adequado que combustível usará durante o percurso à frente. Pegue seu caderno de anotações e responda:

- Qual é sua cor predileta?
- Qual é sua flor predileta?
- Qual é o animal da natureza de que você mais gosta?
- Qual é o sabor que você acha imperdível em uma comida?
- Você prefere doce ou salgado?
- Você se dá melhor com pessoas introvertidas ou com as extrovertidas?
- Você prefere ler livros ou assistir a filmes?
- Você prefere viajar para um *resort* ou gosta do estilo aventureiro?
- Você gosta mais do clima frio ou do calor?
- Você gosta de se vestir de modo mais social ou de um jeito esportivo?
- Você prefere usar chinelos ou tênis?
- Você gosta de ambientes com muitas pessoas ou com poucas pessoas?
- Você produz mais de dia ou à noite?
- Você gosta de baladas ou prefere conversar com amigos num barzinho?
- Você gosta de crianças?
- Você teria um animal de estimação?
- Você gosta de cuidar do corpo ou prefere atividades intelectuais?
- Você gosta de esporte? De assistir ou de praticar?

Essa é só uma pequena lista, o importante é que agora você já sabe um pouco mais sobre os elementos que lhe dão prazer e que podem compor seu combustível.

Investigue mais sobre o que o agrada, porque não adianta se motivar com uma corrida se não gosta de fazer exercícios; pode até fazê-los por um cuidado com sua saúde, mas não vá se presentear com isso! Abasteça-se com o que você gosta!

Primeira parada: tomar consciência

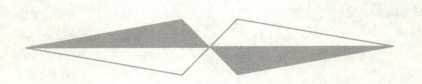

Rumo ao primeiro passo da revolução interna, a consciência!

Para chegar lá, passaremos por dois importantes lugares: questionar e reconhecer (adianto que, por vezes, pode parecer familiar certa sensação de andar num círculo, isso se explica porque, daqui para a frente, os questionamentos e os reconhecimentos nos acompanharão).

A esta altura, acredito que você já pensou bastante sobre as coisas que não estão dando certo na sua vida (ou que até estão, mas não da maneira como você queria) e que gostaria de alterar. Consciência é o início para ter respostas sobre o que vem fazendo e não está funcionando. É saber quais comportamentos você está mantendo num ciclo vicioso.

Quando vivi aqueles dez anos conturbados, após o diagnóstico da deficiência mental de minha primeira filha, Beatriz, tive dificuldade de relacionamento comigo mesma, com todos os meus filhos, com meu marido, meus pais, meus irmãos e meus amigos. Fui ficando cada vez mais brava, dona da verdade, irritável, agressiva, desconfiada das pessoas, triste... Bem, eu me tornei uma pessoa muito chata e tinha tantas críticas a meu respeito que brigava comigo mesma. Enquanto fazia isso, não me amava; tampouco é preciso ser conhecedor de comportamento humano para obter essa percepção. Minha autoestima estava lá embaixo e, compulsivamente, eu entrava num ciclo vicioso. Contudo, só me dei conta disso quando aprendi a me olhar; foi a "consciência" que me ajudou a dar o primeiro passo para fora disso.

Para obter respostas verdadeiras sobre seus comportamentos, é fundamental que você se veja sem nenhum tipo de julgamento, nenhuma crítica, nenhuma culpa, sem autodefesas ou justificativas, com total transparência, com total honestidade e com total isenção.

O exercício já começa em "apenas se olhar". Tomar consciência representa 50% do trabalho de autoconhecimento e quando você atinge esse nível de percepção sobre si significa que percorreu metade de todo o caminho. Isso explica o motivo de esse ser o percurso mais longo de nossa viagem.

Obter consciência é possível com base em muitos questionamentos e é necessário que você esteja aberto para ouvir, sentir e identificar as respostas. Por ora, não se preocupe com o que encontrar e, novamente, friso: apenas observe como você se comporta.

Vejo gente que não consegue concluir o caminho porque sua primeira reação é a de se explicar, se defender ou mesmo se criticar e penalizar, e isso é tão automático que nem se percebe! Assim, peço que comece o exercício de prestar atenção a como reage a essa experiência da tomada de consciência a partir de agora. Caso perceba que está entrando na defesa ou na culpa, pare, respire lentamente e bem fundo e volte apenas a olhar (se isso ocorrer, você já terá uma resposta sobre algum comportamento, certo?).

Nosso primeiro *pit stop* é "Questionar". "Bora" lá?!

Questionar

Como saber sobre mim? Questionando sobre mim.

No autoconhecimento essas indagações partem sempre das relações, porque somos o que somos por meio dessa riqueza que é a conexão humana. Para obter informações reais, não posso me ver de modo isolado – apenas eu comigo mesmo –, como se olhasse para meu próprio umbigo; meu olhar necessita de expansão. Para saber quem sou, de verdade, preciso me ver no mundo.

Nesse sentido, questionamento precisa de método: não é questionar por questionar, até porque a retórica não ajuda aqui. Vamos aprender?

Existem perguntas sobre você que são como ruas sem saída, ou seja, não levam às respostas do autoconhecimento, por exemplo:

– O que estou sentindo?

Bem, "sentindo" com relação a quê? A quem e em que momento? É neste exato? Sentindo calor, serve? O calor é no corpo? Você pode responder:

– Estou confuso.

Vejamos: é confuso na cabeça?

– Ah, nada, acho que não estou sentindo nada – você desiste de identificar.

Vamos combinar que "nada" você nunca está sentindo. Sempre estamos sentindo algo.

Muitas vezes nos atrapalhamos em dar as repostas por causa da maneira como a pergunta foi realizada. Calor eu sinto, mas é uma manifestação física. "Confuso" também não é emoção. As pessoas falam que estão se sentindo leves, mas isso é também uma sensação do corpo. Agora, que emoção está gerando essa sensação?

Seja específico – Então, "o que estou sentindo?" não é uma pergunta útil. Ela é muito ampla e para o autoconhecimento você precisa ser específico, aliás, quanto mais específico, melhor!

– O que estou sentindo com relação a ____?

Este é um questionamento correto. Você precisa se recordar de que é um ser relacional, assim **é** ou **se comporta** dependendo de sua interação. Por exemplo, posso ser muito amorosa com meus filhos e ríspida com meu marido. Tanto "amorosa" como "ríspida" falam de mim, falam sobre meus comportamentos, pois me situam em "relação" ao outro e a algum acontecimento.

Portanto, "como estou me sentindo?" ou "o que estou pensando?" são questionamentos muito amplos. Temos sempre de pensar com relação "a quê?", "com o que ou quem?", "em que momento?".

Por exemplo, "como você está se sentindo por não ter sido aprovado no vestibular?". Como está se sentindo com relação aos seus pais por não ter sido aprovado no vestibular?". Pode estar com a sensação de incompetência por não ter passado, mas com relação aos pais pode sentir culpa por eles terem pagado um ano de cursinho.

Outro questionamento amplo que pode ser perigoso se usado de modo isolado é "por quê?". "Por que estou triste?" e a resposta ser algo como: "Porque está chovendo". E? O que isso diz sobre você? (Ok se não gosta de chuva, mas não gosta porque se molha ou porque o céu fica cinza?)

As perguntas amplas também levam à generalização das respostas, é nosso cérebro quem faz esse caminho, e o aceitamos sem nos dar conta.

Minha amiga Anabel me contou que se irritava muito com o marido, Oscar, quando lhe pedia algo e ele dizia: "Daqui a pouco eu faço" (e que esposa não conhece essa história?). Com essa resposta, ela entendia que o marido estava com má vontade e ficava muito brava, a ponto de passar o dia inteirinho irritada. Anabel generalizou o problema, até porque Oscar falou mesmo que ia fazer (e, inclusive, fez!). Contudo, ela arrastava por todo o dia a bronca daquele momento (ainda que pragmaticamente o que queria estivesse feito). Como é que se faz a pergunta específica nesse caso:

— Agora, estou irritada com quem especificamente?

E um questionamento pode nos levar a outro e a outro. Consecutivamente, é uma maneira também de afunilarmos e obtermos melhores respostas sobre nossos próprios comportamentos. Auxiliei Anabel:

— Toda vez que o Oscar diz "daqui a pouco", ele está com má vontade? — perguntei-lhe.

— Não, toda vez não...

Seguimos com a conversa, as perguntas e as respostas de Anabel. Ela conseguiu chegar a um ponto de compreensão sobre o que estava por trás daquela irritação. Foram questionamentos que a fizeram se ver.

Se generalizamos, passamos o dia inteiro irritados e não damos espaço para nos fazer os questionamentos do autoconhecimento: "Nossa, por que estou irritado hoje? O que aconteceu para eu ficar assim, foi com relação ao quê?". Somos capazes de contar para todo mundo que o "fulano de tal nos fez um desaforo e blá-blá-blá...", ao fim do dia já aumentamos tudo para justificar o tamanho da nossa irritação. Entretanto, não paramos para nos questionar, somente vamos chutando a bola para a frente, quase como se fôssemos um zagueiro isolando a bola da área! Para Anabel, a irritação estava atrapalhando-a demais. E para **você**? Qual é o comportamento que está gerando toda essa confusão em seu entorno? O que dificulta você ir atrás de seu sonho? Em que momento você trava? Qual é a dificuldade de negociar suas relações? O que o impede de chegar à sua Hollywood?

Contextualize – Quando você é específico sobre o que sente, quando sente e como sente, realiza outro passo fundamental para o questionamento: contextualizar.

Sou a soma de todos os meus comportamentos, de todos os meus sentimentos e de todos os meus pensamentos. Somos seres humanos muito plurais. O psicólogo Gordon Allport Willard chegou a analisar, em um dicionário, palavras que poderiam descrever um traço ou a personalidade de uma pessoa, e encontrou cerca de 18 mil termos; depois de anular os sinônimos, reuniu uma lista com cerca de 4.500 descrições. Só a partir desse critério já dá para imaginar o tamanho do pluralismo que nos envolve, porém, preciso me observar de modo separado, sempre dentro de um contexto, para saber sobre mim: "Como sou quando estou com meu pai? Como sou quando estou num jantar em família? Como sou quando estou no trabalho?".

Aliás, já ouviu falar sobre pessoas que dizem separar o lado pessoal do profissional? Você comenta: "Nossa, mas você é tão amoroso, tão simpático aqui fora, e ouvi comentários sobre ser um chefe intransigente...". E a pessoa diz: "É que lá é uma coisa e aqui é outra". Não! Nada disso, não somos pessoas fragmentadas (pelo menos a maior parte de nós não é, e aqueles que sofrem de esquizofrenia padecem um bocado por causa disso). Cada um de nós é a soma de todas as suas características, somente não parou para se questionar. Aquele que diz que na vida profissional é de um jeito e na vida pessoal é de outro, muito provavelmente ao trabalhar deixa escapar uma amorosidade e, muito provavelmente, nas questões pessoais deixa surgir o carrasco. Essa "aparente" separação é apenas um modo (inconsciente) de justificar os próprios atos.

O que ocorre com a observação treinada em vários contextos é que me dou conta de que possuo comportamentos que se repetem — são meus padrões comportamentais. Eles têm uma cara, falam sobre um estilo de ser e de agir meu. Posso ter o estilo arrogante e autoritário; o sedutor e negociador de amor; o deprimido — estar sempre triste e insatisfeito; o submisso — que é o bonzinho. De modo geral, inclusive, não saímos muito desses quatro estilos, lembrando que temos todas as características que compõem nossa pluralidade, mas cada um de nós possui um "estilão" que se sobressai.

Esse padrão de comportamento (o "estilão" da pessoa para lidar com as situações que se apresentam) mostra como eu me coloco no mundo, como me "vendo", em suma, é meu marketing. Obtenho essa percepção porque em várias situações vou repetindo esse mesmo jeito de agir. E sempre no movimento relacional, sou eu em meio às pessoas, às responsabilidades, aos problemas...

Por isso, é tão importante você se dar conta do que está vivendo naquele contexto, isto é, o que está sentindo e pensando, para poder realizar a pergunta.

Autodirecione – As perguntas que levam à consciência são sempre direcionadas a você.

Não há nada que você pense, sinta ou faça que não seja, primeiramente, uma responsabilidade sua. Se no exercício de se perguntar sobre o que estava sentindo a resposta que der for algo como: "Estou aborrecido porque o fulano fez...", faça o favor de se interromper! Isso não é autoconhecimento e, pior, você está correndo o risco de colocar toda a responsabilidade no outro ou nas situações e, dessa maneira, manter sua justificativa de prontidão. Por exemplo, você foi agressivo e se defende:

– O que queria que eu fizesse?! O cara foi estúpido comigo, quase passou por cima de mim!!!

Ou seja, está transferindo para outra pessoa um comportamento que é seu. É sua responsabilidade acioná-lo (lembre-se de que nesse caminho precisamos olhar de perto para os comportamentos e, mais precisamente, para os seus).

Primeiro, apenas deixe que as descobertas venham. Observe como se estivesse de fora. Anote. Como combinamos, nada de defesas ou críticas. Adiante vamos trabalhar com esse conteúdo que você recolheu.

Identifique placas de sinalização – Costumo dizer também que as pessoas a nossa volta são como placas de sinalização que nos possibilitam grandes oportunidades de questionamento. Elas nos dão informações preciosas sobre nossos comportamentos! O ponto é que, muitas vezes, não são nada agradáveis.

Vou exemplificar com uma situação recente que envolveu minha comadre. Maria me contou ter passado momentos de angústia com minha afilhada (de 3 anos) pelo comportamento agressivo dela e até pensou em me ligar, mas achou melhor não fazer isso porque tenho uma vida bastante ocupada... Olhem só, ela me sinalizou que me vê como uma pessoa indisponível. Foi uma superplaca de sinalização para mim!

Eu adoro Maria, quero ficar com ela e acompanhar o crescimento de minha afilhada, estar presente e ela me vê como uma pessoa indisponível? Essa placa me possibilitou fazer vários questionamentos sobre mim.

Se Maria me via assim, é porque lhe mostrei algo, então tratei de investigar: *O que fiz para que me veja assim? Para que não sinta segurança em me ligar a qualquer hora? Como estou me colocando no mundo? Como é que expresso quem eu sou para ela entender que sou indisponível?*

Muitas pessoas fazem o caminho do não autoconhecimento num contexto como esse. Seria como eu pensar assim: "Queria tanto compartilhar o crescimento de minha afilhada, mas a Maria não me conta nada, ela não quer que eu fique por perto, não deixa eu me aproximar, fica dando desculpinha...". Traduzindo, estaria o tempo todo criticando, julgando, avaliando e colocando a culpa em Maria, ou seja, no outro. A falta de questionamento nos cega.

No autoconhecimento eu paro para me olhar: "Humm, ela me mostrou uma placa de sinalização que está falando sobre mim".

Na verdade, tem uma parte de mim que está indisponível e é só um pequeno pedaço que eu não via. Em minha investigação, cheguei a descobertas: *Puxa, sabe que acho que sou mesmo ocupada e por vezes indisponível. Não é a primeira vez que as pessoas dizem isso. Elas falam que sou ocupada, que minha vida é muito cheia, que não vou dar conta de tudo, que tenho muitos problemas. Olhando bem, meu pai e minha mãe eram indisponíveis. Agora, reparando na minha história, nossa, meu pai era bem inacessível.* Percebo que aprendi esse padrão de comportamento.

Tirei aquele resmungão: "Maria não quer... Não me ligou... nananana" (ou como diz a juventude dos anos atuais *mimimi*). E tirei também o chicote de cima de mim: "Puxa, sou inacessível, caramba, o que preciso fazer? Como é que tenho de falar? Pedir perdão...". Não, eu reconheço, tem mesmo um pedaço de comportamento que aprendi, eu vi essa indisponibilidade na minha infância e ela está aqui, inconsciente. Estava fazendo um discurso e Maria vendo outro. A culpa era dela? Não, eu estava mostrando-lhe algo sobre minhas atitudes sem me dar conta. Isso é o questionamento do autoconhecimento.

Dê uma olhada na outra pessoa, pense sobre o que ela está falando a respeito de você. Está colocando uma placa com a melhor das boas intenções (mesmo não sabendo). O inimigo, então, faz questão de colocar um *outdoor* na nossa frente, mas, em vez de o xingarmos, vamos analisar o que ele mostra.

Coloque em prática

Chegamos ao nosso primeiro exercício de autoconhecimento! Como mencionei, logo no início deste nosso grande bate-papo, revolução interna necessita de método e é aqui que você começa a colocá-lo em prática, por isso este é um grande ponto de **parada obrigatória**.

Dedique um tempo a você, concentre-se e seja honesto consigo mesmo. Lembre-se: faz parte deste treino não se julgar, não se criticar e tampouco se justificar.

Pronto? Então vamos juntos. Continue utilizando sua folha de registro ou seu caderno de anotações.

1. O problema

Primeiro, quero que pense na situação-problema que gostaria de abordar neste exercício. O que está incomodando você neste momento?

2. Questione-se com perguntas específicas (sobre o problema), contextualize

- Quando?
- Com quem?
- Como?
- Onde?
- Por quê?

3. Com as respostas que encontrou, direcione perguntas a si mesmo

- O que este problema fala sobre mim?
- Sempre vivo situações assim?
- Com todas as pessoas? Ou com algumas em específico?
- Em que outros momentos isso aconteceu?
- Já vivi essa mesma situação comportamental motivada por outro problema?
- Nessa situação visualizo alguma "placa de sinalização"? O que as pessoas estão falando sobre mim?

Pode ser que deseje acrescentar outras perguntas a si mesmo e esteja tudo certo, existem diferentes possibilidades de abordagem e quanto mais se questionar, mais informações obterá a seu respeito.

Apenas recolha as respostas. Você está começando a acessar conteúdos relevantes sobre si mesmo.

Este roteiro você usará para todas as situações-problema que vivenciar. E, agora que o exercício está completo, estamos prontos para continuar, nosso próximo rumo é "Reconhecer".

Reconhecer

Em "Questionar" você teve a oportunidade de levantar informações importantes sobre padrões de comportamento negativos que lhe impedem de ser (mais) positivo e feliz, mas só informação não é o bastante. Nada adianta saber de si se não conseguir transformar os pontos ruins, e essa é uma meta fundamental na estrada do autoconhecimento.

Consciência vai além de descobrir, nomear e listar os padrões. É reconhecer: "Isso faz parte de mim hoje" – quero dizer, entender com sentido e com sentimento que estes comportamentos estão compondo você. E reconhecer ainda: com quem e como se transformou na pessoa que é hoje.

Portanto, aqui não valem apenas os apontamentos vindos de fora: "Beltrano me falou que sou assim" ou "O relatório de avaliação mostrou que tenho este comportamento". De nada servem as placas externas se não houver reconhecimento dentro de você. Embora não goste daquela característica negativa e faça até um esforço para escondê-la de si e dos outros, você reconhece e aceita, com uma aceitação coerente e franca a respeito da própria humanidade.

Agora, sossege, você não "é" esse padrão de comportamento. Já vou avisando que não existe a Síndrome de Gabriela (sabe aquela música "Modinha de Gabriela", de Dorival Caymmi: "Eu nasci assim, eu cresci assim, eu sou mesmo assim, vou ser sempre assim..."?).

Nenhuma criança nasce raivosa ou vingativa, o que quero dizer é que a criança nasce aberta para viver, tanto as negatividades como as positividades. Você é o resultado e o legado de sua grande história, dessa maneira, reconhecer é um ponto de parada no qual é imprescindível olhar para o seu princípio de vida, a sua infância.

Identifique quem olhou para você – Normalmente, ao nos referirmos a nossos comportamentos, temos a tendência de nos visualizar apenas adultos e de afirmar que, agora, adultos, é que temos esses comportamentos.

Quando menciono a uma pessoa que ela não nasceu "desse jeito", em geral, ela se lembra de uma situação de vida adulta. Por exemplo, encontro muita gente desconfiada, mas muita mesmo; se fosse chutar, diria que a parcela de pessoas desconfiadas representa em média 98% das que conheço. Ao perguntar-lhes de onde surgiu a desconfiança, dizem coisas do tipo: "Eu tinha um sócio e fui traído, ele levou meu dinheiro e a partir daí me tornei uma pessoa muito desconfiada..." ou "Fui traído pela namorada e, desde então, não consigo mais confiar em ninguém".

Quando sugiro (para esses 98%) que essa desconfiança vem da infância, afirmam com convicção que não, isso porque existe uma dificuldade de perceber esse comportamento durante essa fase. A verdade é que a desconfiança – assim como todos os comportamentos de que não gostamos e temos – origina-se lá na infância.

Neste exato momento, talvez você esteja pensando: *Nãoooo, isso não tem nada a ver. Não tem nada a ver com minha infância e muito menos com meu pai e com minha mãe.*

Essa costuma ser a primeira resposta das pessoas, por isso eu a ouço bastante, mas, repense: essa é uma visão muito restrita e até mesmo mesquinha. Afinal, como já disse, somos tão plurais, somos tão múltiplos que acreditar que somos o que vivenciamos a partir da vida adulta e que não há nenhuma relação com nossa formação de infância é negar, por exemplo, que você aprendeu a fazer xixi na bacia do banheiro na infância. Você consegue negar isso?

Do mesmo modo, como é que se pode negar que aprendemos a abraçar com nossas mães e nossos pais – ou aqueles que os substituíram? Ou, ainda, que não aprendeu a abraçar com eles?

Em um dos cursos que ministro, abordava com os participantes o papel que os pais desenvolveram na infância deles e lancei a seguinte pergunta — aliás, aproveito para fazê-la também diretamente a você:

— Em que momento você tentava e qual era o jeitão que você usava para ser "visto" por seus pais?

Mônica estava tão convicta que respondeu rapidamente:

— Eles nunca me olharam.

— Recorde-se um pouco mais de sua mãe, Mônica, em que momento ela prestou atenção em você?

— Não, ela nunca prestou atenção em mim.

— Você teve babá?

— Não.

— Foi cuidada por seus avós?

— Também não. Éramos somente papai, mamãe, eu e meu irmão.

— Pense mais, o que fazia que sabia que ela estava olhando para você? Quando fazia?

— Realmente não há nada de que me lembre. Eles, definitivamente, não me olhavam.

Existia uma venda sobre aquela história e com respeito e amorosidade levantei outras questões:

— Sua mãe trocou sua fralda? Ela amamentou você?

— Sim, ela e papai também.

Tivemos segundos de silêncio. O semblante de Mônica começava a mudar, um ar de interrogação vinha à tona, como quando nossas convicções e nossas crenças são chacoalhadas.

— E quem deu a papinha? Onde foi e quem amparou quando você começou a andar?

— Ah, sim, é verdade, Heloísa, eles me olhavam. Saíamos até para passear juntos.

Uma percepção nova se abria a partir daquele momento para Mônica.

O ponto do exercício era ver que também há situações na infância que nós mesmos provocamos para nos sentir especialmente olhados – e, de novo, são situações que criamos inconscientemente e de maneira compulsiva. Meus pais tiveram quatro filhos e disputávamos, eu e meus irmãos, cada um a seu modo, espaço para chamar a atenção deles. Eu, quando tinha de comer pimenta por mentir, sentia-me especialmente vista. Era um momento em que meus pais colocavam meus irmãos para dormir e, logo depois, me castigavam. Eu ficava sozinha com eles, na cozinha, e tinha a atenção todinha para mim. Aquele castigo era muito ruim, mas o que fazia aquela menina no dia seguinte repetir a mesma coisa? Havia uma satisfação inconsciente por trás daquela vivência e isso já era o amor negativo.

E com você, como foi? O que tinha de fazer para sua mãe e seu pai, ou pais substitutos, olharem para você?

A influência dos pais é base fundamental no processo de formação e desenvolvimento e ainda mais na fase da primeira infância (até por volta dos 7 anos). A partir dos 8, 9 anos a criança, inclusive, já apresenta uma desenvoltura de independência maior, com mais mobilidade corporal e responsabilidade. Basta observá-la, eu fiz muito esse treino com meus filhos.

É verdade que há criança mais precoce, que aos 5 anos demonstra mais independência, porém, nem de longe isso é autocuidado, uma vez que nem sabe tomar banho sozinha! Ela até pode entrar debaixo da água, mas lavar a cabeça corretamente e todo o corpinho, ah, isso só vai aprender depois de um tempo observando o adulto dar-lhe banho.

Recordo-me de uma ocasião em que Éster trouxe-me uma fotografia de quando era criança para me falar sobre como foi sozinha na infância. Devia ter uns 5 aninhos e estava toda arrumadinha no retrato, mas sozinha.

— Veja que olhar triste tem esta menina – mencionou.

— Hum, Éster, quem arrumou você para esta foto?

— Não lembro, Helô, sei lá!

— Bem, sei que não foi você. Quem comprou esse vestidinho tão bonito? E quem colocou o laço na sua cabeça? Alguém cuidou de você com muito capricho para sair nesta foto.

— É, pode até ser – disse meio a contragosto. – Acho que foi minha mãe.

— E quem bateu a foto? Alguém tinha de estar olhando para você. É verdade que está sozinha aqui, mas quem está por trás dessa produção? Quem revelou a foto? E quem garantiu que esta foto sobrevivesse até agora, que você tem 40 anos?

É, alguém havia feito aquilo por Éster.

Impossível dizer "eu nunca fui cuidado", "eu me fiz sozinho" ou "fui abandonado" com a intenção de afirmar que os pais nunca viram você, isso é como negar completamente sua infância e não querer, de fato, se olhar. Uma criança completamente abandonada não sobrevive. Portanto, se você está vivo, foi olhado e visto.

Nesse caso, você pode estar na análise dos fatos apenas sob o seu ponto de vista, conforme as expectativas que gostaria que tivessem se realizado na sua infância. Ou ainda, estar somente com foco nos fatos que foram negativos e eu até posso concordar com você, no sentido de que pode, realmente, ter faltado muitas coisas. Contudo, você precisa olhar para o que teve até para perceber melhor o que faltou, senão fica faltando tudo e isso não é verdade.

Alguém teve de prestar atenção em nós, caso contrário nem teríamos crescido.

Se você chegou à vida adulta, é porque alguém cuidou de você, se não foi a mãe nem o pai, quem foi? É para essa pessoa que precisará olhar no caminho de "Reconhecer", para que possa levantar informações sobre "o que" aprendeu e "como" você se transformou em quem é hoje.

Reconhecer passa por olhar para as raízes de sua história com pai e mãe.

Cavouque a raiz — Bob Hoffman, além de nos comparar a um diamante, usou outra metáfora para explicar sobre nós e a origem de nossos comportamentos. Dizia que somos também como uma árvore.

Temos raiz, tronco, galhos, folhas, flores e frutos. Nossa raiz é a nossa infância, porém, quando olhamos para a árvore, o que vemos? O tronco, os galhos, as folhas e os frutos. Vemos que a fruta pode não estar amadurecendo no tempo certo, que está ficando grande ou meio murchinha, as folhas estão amarelas antes do tempo, que o tronco está descascando, o galho está quebrando com muita facilidade... Isso é a nossa vida adulta. Ou seja, ficamos olhando para essa árvore e dizendo: "Aqui temos problema".

Bob fez uma afirmação peremptória de que, na realidade, o problema está na raiz.

A raiz está doente o suficiente para não levar seiva à árvore. Normalmente, onde é que os trabalhos emocionais vão acudir a árvore? Com relação ao que está fazendo-a sofrer. É como dar uma injeção para ver se o fruto fica um pouco maior, mas não adianta, é preciso curar a raiz.

É preciso coragem porque você necessita colocar a mão na terra, deixá-la entrar debaixo da unha, cavoucar para encontrar a raiz e ver qual é a causa daqueles problemas na árvore.

Esta metáfora é muito interessante porque nos ajuda a entender a importância de nossa infância na vida adulta. A relevância de tudo o que aconteceu lá naquele momento. E, novamente, de todo o bem e de todo o mal. Na vida adulta, porém, não é o bem que nos atrapalha, nunca é.

Lembro-me de quando minha filha Beatriz tinha uns 6 meses. Como era a primeira filha, todos em minha volta davam seus palpites sobre a criação dela. Chamavam minha atenção: "Você carrega muito esta menina no colo!". Ela tinha dor de barriga e se eu a deitasse na minha barriga parava de chorar. Quando eu a punha no berço, lá vinha choro de novo. As pessoas mencionavam que eu era mãe de primeira viagem. A dorzinha a incomodava tanto que fui ao pediatra e comentei:

— Estou tão cansada também, porque eu fico pondo e tirando a Beatriz do berço...

Aquele médico me deu uma das primeiras lições sobre a importância da infância:

— Sabe, eu nunca vi uma criança que tenha sido muito carregada no colo, que tenha recebido muito abraço e beijo ir parar num hospital psiquiátrico. Aliás, os hospitais psiquiátricos estão cheios é de pessoas que não tiveram colo. Portanto, não tenha medo de segurar sua filha no colo. Toda manha você vai, ao longo do tempo, tirando. Nesse momento, para passar a cólica, do que ela precisa é encostar a barriguinha na sua.

Foi uma lição maravilhosa para mim! Eu ainda nem sabia sobre autoconhecimento ou Bob Hoffman, e também achava que minha infância não tinha ligação nenhuma com a adulta que eu era (tudo que sabia é que ia fazer diferente, eu tinha o poder, estava me reinventando). E, naquele momento, o pediatra me falou sobre a importância da infância de Beatriz para a vida adulta dela!

Trouxe essa história e a metáfora da árvore para enfatizar que é fun-da-men-tal reconhecer a origem dos comportamentos na infância. Não adianta fazer questionamentos, aceitar suas dificuldades, seus pontos fracos, sua impulsividade, sua agressividade ou seja lá quão feio é o nome de seu comportamento negativo, caso não enxergue a raiz deles.

Posicione as influências — "Eu aprendi só com pai e mãe? Como assim, não tive outras influências?", é o que praticamente todas as pessoas que entram na estrada do autoconhecimento me indagam.

A criança não aprende por consequência. Lembro-me de uma história sobre meu irmão caçula que faz bastante sentido aqui. Como já citei, meus pais tiveram quatro filhos, e o caçula, pobrezinho, sofreu *bullying* de todos os irmãos na infância, inclusive de mim. Nossa família tem a pele bem clara e ele é o mais escurinho. Era magrinho, mas tinha um barrigão estufado. Contávamos para ele que meus pais o tinham achado na lata de lixo (vê se pode, crueldade! E ignorância também, naquela época nem se falava direito de racismo). Eu, que era a mais loirinha, me divertia. Já o mais velho corria atrás dele com um fio de tomada dizendo que ia dar-lhe choque (quando o que dá choque é a tomada na parede). Nós o apavorávamos e meus pais, em momento nenhum, interferiam, deixavam a brincadeira acontecer dessa maneira mesmo — o que representava uma aprovação subliminar deles.

O caçula virou um menino medroso por nossa causa? Não.

Ele pode ter se tornado medroso porque viu meu pai agir assim, com medo — aliás, os quatro filhos são medrosos e cada um defende seu medo de um jeito diferente.

Meu irmão caçula é hoje um homem alto, grande, bonito e bravo, não leva desaforo para casa, briga por seus direitos. Então, ele aprendeu a ser medroso e bravo, como o meu pai. Ele viu papai ser muito bravo. Nós fizemos a maldade, mas ele aprendeu com os comportamentos de meu pai, nós só reforçamos. O caçula teve de copiar alguém e a matriz é sempre o pai e a mãe (depois a vida vai dar oportunidades para os treinamentos daquela cópia).

Significa que seu primeiro professor de escola não influenciou você em seus comportamentos? Um líder, alguém que você admirou muito na infância (pode ter sido até um primo) não influenciou? Influenciaram, sim. Deixe-me explicar, é muito comum ouvirmos de pais e mães: "Meu filho passou uma semana na casa da avó (ou da tia) e voltou completamente diferente...". Claro que foi influenciado lá. Aprendeu coisas que vai levar para o resto da vida? Sem dúvida. Quem o deixou ir para aquela casa? Aquela família é de quem, do pai ou da mãe? Quem autorizou aquela semana? Quem não estava lá para lhe dar outros modelos de comportamento?

Voltando, a escola influenciou você na infância? Sim. Entretanto, vejamos: quem o matriculou lá? Quem decidiu morar naquele bairro? Quem decidiu que você seria rico ou pobre e, portanto, estudaria numa escola pública ou particular? Quem decidiu quantos irmãos teria e, portanto, o papel que desenvolveria dentro da sua casa de infância? Quem... Foram eles.

Então, quando falo de pai e mãe é porque foram o símbolo da nossa infância. Eles são a raiz da raiz. Antes de pai e mãe, quem existe na nossa vida? Podemos dizer que é Deus, mas essa é uma questão filosófica e religiosa na qual não entraremos.

Antes de pai e mãe, não existimos. Você só existe a partir da concepção desses dois. Sempre será a partir do espermatozoide e do óvulo dos pais. Mesmo que eles o abandonem no segundo depois de nascer, que seu pai nunca tenha nem sabido de sua existência (ele foi só um espermatozoide) e que sua mãe nem tenha visto seu rosto. Mesmo assim, esses dois têm grande influência na sua vida. Você tem a cor deles, o tamanho deles, os aspectos biofísicos... Obviamente, os pais substitutos vão influenciar também; se você é filho adotivo, o abrigo em que morou e os cuidadores são essas figuras de referência, todos vão fazer parte da sua formação. Entretanto, não se pode desconsiderar quem são os responsáveis pela sua existência: seus pais biológicos.

Vá para o marco zero – Olhar a raiz da infância é partir desse lugar de reconhecimento: "O que eu aprendi com pai e mãe" – os biológicos e os substitutos.

Você tem uma porção de influências, mas a definitiva é a que teve de pai e mãe. Por quê? Porque estão no básico de seu sistema neurológico.

Nascemos, segundo a neurociência, com 30% de nosso cérebro formado. Os outros 70% vão sendo construídos até os 10, 12 anos. Onde está a influência de meus pais? Primeiro, 30% são dos meus pais biológicos, o que vi na barriga da minha mãe, o que ouvi; esse é um percentual que saiu pronto. Olha, 30% é um bocado! Em seguida, começo a construir o restante de meu sistema neurológico fazendo sinapses, isto é, aprendizados. E isso acontece com meus pais, antes de qualquer outra influência: quem me pegou no colo, quem me deu a mamadeira, quem cuidou de mim... Essa interferência deles é básica e primordial.

Todo o meu aprendizado com eles está diretamente ligado à constituição de meu sistema cerebral. Portanto, está aí minha maior dificuldade em "mudar". Nosso cérebro é tão esperto que tudo o que aprendemos ele joga num departamento de aprendizado e se libera para aprender novas coisas. Assim, o que absorvi pequenininho está pra lá de automatizado. Quando vou para minha vida adulta, 70% do meu sistema nervoso, no mínimo, para ser bem otimista, está no automático. Sequer percebo que funciono por esses padrões!

Deu para entender por que a influência dos pais é fundamental? Esse piloto automático está instalado há muitos anos e se é automático você nem se dá conta mesmo. Por isso, somos capazes de jurar ser uma pessoa completamente diferente de pai e mãe.

Não vemos também que defendemos bandeiras, crenças, conceitos, preconceitos e julgamentos que não são nossos. Joana era uma comerciante que aspirava a ser muito rica, mas tinha grande dificuldade em acumular dinheiro. Carregava a crença de que pessoas muito ricas eram metidas, arrogantes e tinham nariz empinado, enfim, tudo o que não gostaria de ser.

Quando começamos a investigar a raiz dessas crenças, Joana lembrou-se de sua mãe e das inúmeras vezes em que a ouviu repetir essas palavras na infância. Seus pais eram bem pobres e se sentiam completamente deslocados se estivessem num ambiente com pessoas de mais posses, como quando iam em alguma festa de familiares que viviam em melhores condições financeiras. Automaticamente, sua mãe argumentava e justificava que aquele não era um espaço para eles, que as pessoas ali eram metidas, arrogantes e tinham nariz empinado. Joana aprendeu, copiou e internalizou.

Assim pode acontecer com as escolhas de carreiras profissionais (filhos que seguem os pais) e com as preferências na vida. Estela, minha segunda filha, outro dia me deu um exemplo. Estávamos à mesa do jantar e a sobremesa era arroz-doce, quando ela espontaneamente comentou: "Mãe, eu desteto canela!". Contando realmente como algo novo do qual eu não tinha conhecimento. *Espere aí* — pensei. *Mas sou eu quem detesta canela.* Isso parece até bobo, mas no momento associei que ela contava para a mãe, que foi com quem justamente aprendeu. Achei graça.

Encontre as situações de aprendizado — Vamos recapitular. Passei pelo questionamento e chego à conclusão de que possuo o comportamento do... (deixe-me pensar em algo meu, da Heloísa) autoritarismo. Puxa, tenho mesmo uma tendência a dar ordens; minhas falas são mais impositivas em diversos momentos; muitas vezes sou rápida na tomada de decisões para resolver problemas e, com isso, acabo por não considerar a opinião dos outros, além de ser pouco democrática.

Isso é muito ruim, né? Não me sinto bem com essas descobertas — inclusive porque estou revelando algo que me compõe e que é desconfortável para mim. É muito chato ser autoritária e é um padrão por meio do qual as pessoas podem me rotular. Além disso, com o autoritarismo, gero desrespeito (mesmo com a melhor das intenções), posso atrair reações negativas e rejeições, e somente pelo jeito de falar. As pessoas podem até concordar com minha ideia, achá-la muito legal e tal, mas porque fui autoritária, dizem: "Não vou fazer isso", "não é o que quero", e por aí vai.

Contudo, mesmo com a sensação ruim e tudo mais que pode gerar em mim, reconheço e aceito. Isso me pertence, eu sou mesmo autoritária. Agora, parte desse reconhecimento precisa voltar para trás: "com quem" e "como" aprendi a ser assim.

Dentro desse percurso que fazemos, essa abordagem é de extrema relevância:

Com quem e como aprendi este comportamento?

Seguindo em minha história. Meu pai era o chefe da casa e ninguém tinha dúvida disso, era um grande mandachuva! Como é que exercia o autoritarismo? Com agressividade, violência, estupidez... e fui aprender com ele. Quando papai saía para viajar a trabalho (o que acontecia com frequência), quem assumia a chefia era minha mãe. Vejam só, na presença dele ela sempre foi muito submissa (aliás, desesperadamente submissa), mas quando papai não estava virava autoritária! Gritava, batia, mandava, punha de castigo. Logo, tenho dois modelos de autoritarismo, aprendo duas vezes essa característica, e aprendo uma vez a ser submissa. O que vou mostrar para o mundo? (Embora seja extremamente obediente).

Eu reconheço que não nasci autoritária, nasci amorosa, simples, natural, quer dizer, eu era só uma menininha que queria amar e ser amada. E fui, e muito. Entretanto, precisei olhar para aqueles grandões.

Como é mesmo que seria amada? Na minha fantasia infantil, quem são meus modelos de perfeição? Pai e mãe. Nós já falamos sobre isso aqui, que nosso sonho de consumo é a perfeição, recorda-se? Pois, se formos perfeitos ninguém brigará conosco, todos irão nos amar. Tornamo-nos muito espertos, prestando muita atenção nos pais – saiba que tem muita criança que fica muito quietinha num canto observando-os (eles até esquecem que o filho está ali). Eu fui assim, queria muito saber como eles eram. Quando adulta me peguei usando os mesmos comportamentos que eles. Aprendi e foi para meu departamento de automatização.

Desaprenda – Em resumo, todos os comportamentos que manifestamos na vida adulta têm suas raízes na infância, e esta é a boa notícia! Sim, boa notícia!

Porque você os aprendeu e se aprendeu pode DE-SA--PREN-DER!

No autoconhecimento, "Desaprender" é uma expressão usada para dizer que você pode sair do automatismo, dos comportamentos irrefreáveis e da inconsciência.

Compreenda que seu padrão negativo não tem como ser eliminado de vez – ele compõe você e lhe pertence –, mas você erradica a necessidade de agir compulsiva e automaticamente. Ao fazer isso, abre uma janela de possibilidades enormes, é por meio da qual pode **escolher** qual comportamento é mais apropriado para você e em qual situação.

Que modo de agir, pensar e sentir vai ao encontro da sua felicidade?

Existe uma grande diferença entre um padrão que você está utilizando – por exemplo, a crítica apropriada –, e o padrão que está utilizando você – crítica automática (aqui, nem mesmo você percebe como faz esse movimento de criticar).

Se podemos desaprender sem erradicar o comportamento, conseguimos voltar a usá-lo, mas de outro modo e quando nos for útil. Isso representa, e novamente reforço, *consciência*.

Voltando ao exemplo do meu autoritarismo, se eu precisar comandar uma sala de reunião sei que dou conta, pois esse comportamento me fornece também ferramentas positivas para isso. A situação está um caos e as pessoas precisam de comando? Uso o autoritarismo para ajudar a dispor cada uma em uma função. Em vez de ser um padrão negativo, essa característica passa a ser um recurso positivo do qual me aproprio.

Para instalar o comportamento que você deseja adotar com relação ao que busca, e a tudo o que envolve sua vida, obrigatoriamente, vai precisar investigar o que está no automático.

De modo obrigatório, terá de treinar a nova maneira positiva de agir. Senão, ficará apenas na intenção e na hora de realmente aplicar a mudança nada acontecerá, e você vai retroceder, voltará para o automático.

Mais à frente desta estrada, chegaremos à parte prática da mudança; por hora faremos outro *pit stop* para exercitar o "Reconhecimento". Em frente!

Coloque em prática

Quem passa apenas pelo "Questionar" e corta caminho nesse pedaço da estrada – "Reconhecer" – identifica o comportamento negativo, jura fazer diferente, mas não consegue. É como o regime da segunda-feira. Você promete que o fará, dura uns três dias e volta a comer como antes.

Instalar mudança, de fato, envolve ter consciência de que aprendeu (com quem e como). Vamos treinar?

Abaixo apresento, na coluna da esquerda, uma lista de comportamentos, atitudes e admoestações (que podem ser reprimendas, reprovações, insinuações ou aconselhamentos) negativos e, à direita, as antíteses positivas.

Marque os itens que identificam seu jeito de agir/pensar e de se relacionar com as pessoas. Assinale também aqueles no qual identifica o comportamento para consigo próprio.

Continue sendo sincero e, se preferir, marque as alternativas em seu caderno de anotações, de modo que fique mais confortável caso outra pessoa peça este livro emprestado.

Dedique um tempo de maior atenção a você. A reflexão que proponho é por que, mesmo conhecendo as consequências das negatividades, mesmo estando conscientes de que tudo isso não nos traz nada de bom, constantemente, optamos por elas! Lembre-se, estes são seus comportamentos, o que você acaba fazendo ou pensando, mesmo que inconscientemente.

Traços de amor negativo	Traços de amor positivo
☐ Desamor/desapoio.	☐ Consideração/apoio.
☐ Não dá apoio.	☐ Dá apoio, se importa.
☐ Zeloso, responsável em vez de amoroso.	☐ Amorosamente zeloso e responsável.
☐ Frio, sem amor, sem afeto.	☐ Caloroso, afetuoso, amoroso.
☐ Negligente, inconfiável.	☐ Atento, confiável.
☐ Abandonador.	☐ Sempre presente quando necessário.

Traços de amor negativo	Traços de amor positivo
☐ Falta de compromisso com os demais.	☐ Comprometimento em ajudar os demais.
☐ Pouca/nenhuma demonstração dos sentimentos.	☐ Demonstração calorosa dos sentimentos.
☐ Insensível/indiferente nas relações.	☐ Sensível nas relações.
☐ Nenhuma simpatia ou empatia pelos demais.	☐ Simpatia e empatia pelos demais.
☐ Desconsiderado.	☐ Considerado.
☐ Mesquinho.	☐ Generoso.
☐ Sem respeito por cônjuge/filhos/outros.	☐ Respeito por cônjuge/filhos/outros.
☐ Não ajuda os demais a ganhar autoestima.	☐ Ajuda os demais a ganhar autoestima.
☐ Esquecido dos demais.	☐ Consciente dos demais.
☐ Favoritismo entre os filhos.	☐ Trata todos os filhos igualmente.
☐ Não gosta de ser pai/mãe.	☐ Aceita e gosta de ser pai/mãe.
☐ Não expressa aprovação.	☐ Elogia e expressa aprovação.
☐ Provoca rivalidade entre os filhos.	☐ Encoraja a união dos filhos.
☐ Disciplina de mão de ferro.	☐ Disciplina justa.
☐ Disciplina permissiva, sem controle.	☐ Disciplina firme e amorosa.
☐ Ignora as coisas positivas que os outros fazem.	☐ Elogia as coisas positivas que os outros fazem.

Traços de amor negativo	Traços de amor positivo
☐ Envergonha e culpa os outros.	☐ Ajuda os outros a conquistar autoestima.
☐ Egoísta.	☐ Generoso.

Atitudes negativas (dos pais para as crianças)	Atitudes positivas (dos pais para as crianças)
☐ Não tenho tempo para você.	☐ Nosso tempo juntos é valioso para mim.
☐ Meu amor tem limites.	☐ Tenho amor suficiente.
☐ Não me interessa.	☐ Eu me interesso.
☐ Sou mais importante que você.	☐ Você é tão importante quanto eu.
☐ Não entendo seus sentimentos.	☐ Quero compreender seus sentimentos.
☐ Não posso ser incomodado.	☐ Estou disponível para você.
☐ Não quis ter você.	☐ Planejei e quis ter você.
☐ Você não é do sexo que eu queria.	☐ Fico contente por você ser do sexo que é.

Traços de amor negativo	Traços de amor positivo
☐ Você não é suficiente.	☐ Você é valioso e maravilhoso.
☐ Seus sentimentos não são importantes.	☐ Seus sentimentos são importantes.
☐ Não vou defender você.	☐ Sempre vou apoiar você.
☐ Não é bom crescer e ser adulto.	☐ Crescer é ótimo.

Traços de amor negativo	Traços de amor positivo
☐ Gosto mais dos outros do que de você.	☐ Gosto de você e também dos outros.
☐ Se você me trouxer seus problemas, não vou mais amá-lo.	☐ Se você me trouxer seus problemas, vou compreender e ajudá-lo.
☐ Não me toque.	☐ Gosto quando você toca em mim.
☐ Não precise de mim.	☐ Estarei aqui quando você precisar.
☐ Não conte comigo.	☐ Você pode contar comigo.
☐ Não fale comigo.	☐ Vamos conversar e nos comunicar.
☐ Não demonstre amor.	☐ Gosto de demonstrar meu amor por você.
☐ As crianças devem ser vistas, mas não ouvidas.	☐ Valorizo sua presença e quero ouvir.
☐ Cresça logo!	☐ Você irá amadurecer na hora certa.
☐ Não me conte seus problemas.	☐ Por favor, confie em mim.
☐ Não espere nada de mim.	☐ Você pode contar com meu apoio.
☐ Desapareça da minha frente. Fique invisível.	☐ Quero ver você.
☐ Criança não é importante.	☐ Crianças são importantes para mim.
☐ Não espere ser notado.	☐ Saiba que sempre noto você.
☐ Não espere elogios de mim.	☐ Quero elogiar você e dar-lhe apoio.

Este exercício provoca uma série de reflexões sobre sua vida; pode ser que o tenha levado de volta a "Questionar" e está tudo certo, faremos esse movimento naturalmente (é a aparência de andar em círculos).

Agora que já avançou um pouco mais a seu respeito, apresento uma lista com cinquenta padrões de comportamento. Reconheça os que você possui e marque com quem você aprendeu, mãe (M), pai (P) ou ambos (MP).

Características	EU	M	P	MP
Acomodado				
Agressivo				
Ansioso				
Apático				
Argumentador				
Atrapalhado				
Autoritário				
Autossabotador				
Bonzinho				
Calado				
Cético				
Compulsivo				
Confuso				
Controlador				
Crítico				
Dependente				
Desconfiado				

Características	EU	M	P	MP
Desistente				
Detalhista				
Distraído				
Dissimulado				
Estressado				
Frio				
Impaciente				
Impessoal				
Inconsequente				
Indeciso				
Indisciplinado				
Individualista				
Ingênuo				
Inseguro				
Insensível				
Instável				
Intempestivo				
Intimidador				
Intolerante				
Intransigente				
Irritado				
Mal-humorado				
Manipulador				
Mendigo de amor				
Mimado				

Características	EU	M	P	MP
Obsessivo				
Perfeccionista				
Racionalizador				
Preocupado				
Queixoso				
Submisso				
Teimoso				
Tenso				

Feito isso, você tem material para trabalhar no reconhecimento de como aprendeu essas características.

Então, que situações experienciou ou presenciou com seus pais que envolveram esse traço de comportamento que assinalou para si?

Registre as anotações em seu diário de bordo.

Chegou a hora de colocar combustível para continuarmos!

Recorda-se de como abastecer? Com motivação! Andamos um tanto até aqui, e olhar para as negatividades gera trabalho e cansaço emocional também.

Motivar-se está diretamente ligado ao próprio reconhecimento, assim parabenize-se e presenteie-se! Você avançou em sua história e em seu autoconhecimento, pense agora no que lhe dá prazer e alegria, e vá logo abastecer seu tanque!

Combustível é essencial para você colocar em prática todos os ensinamentos.

Deixo aqui algumas sugestões, complete com as suas!

- Uma massagem
- Ir ao teatro
- _____
  _____
- _____
  _____
- _____
  _____

Segunda parada: comunicar

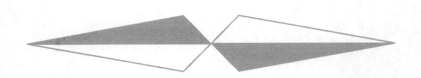

MAPA EM MÃOS! VAMOS À NOSSA SEGUNDA ROTA NECESSÁRIA PARA esse caminho!

Ela aborda a sua característica mais visível ao mundo: como você se comunica. Ou seja, como mostra às pessoas quem é, como está e como se posiciona. Por vezes, até achamos que expomos uma coisa quando a colocamos para fora, mas isso é percebido de modo bem diferente pelo outro. Já aconteceu com você? Pois é, normalmente, aqui temos conflito entre emoção e intelecto.

Nossas inteligências emocional e intelectual são complementares quando estão em equilíbrio e já sabemos que, normalmente, isso não acontece. Por que mesmo? Recordemos que a parte racional, de modo geral, foi quem mais cresceu por receber uma porção maior de estímulos, ao passo que a parte emocional ficou em defasagem e, por vezes, ressaltou os aprendizados negativos que obteve lá no início da infância. Por isso digo que, em geral, os sentimentos estão relacionados à nossa infância mais tenra.

É muito comum vermos o intelecto sair na dianteira e tomar decisões em nossa vida (afinal, ele é mais crescido e manda mais) e a emoção, automaticamente, entrar no medo e na insegurança. Por exemplo, ficar com medo da opinião dos outros e achar que não é capaz de determinada realização. Nessa situação, o intelecto se sente boicotado e questiona: "Como assim? Nós tínhamos combinado, planejado, organizado, racionalizado, está tudo explicado!" – aliás, essa é a função do intelecto.

Ou seja, ambas as inteligências entraram em conflito.

Quando temos medo, quando nos sentimos incapazes, diminuídos, humilhados, comparados ou mesmo frágeis emocionalmente, normalmente entramos em conflito com o intelecto.

No entanto, o que predomina em nosso comportamento são as emoções, pois nós vivemos por meio delas, mas nos falta clareza sobre a parte emocional, ela está muito em nosso inconsciente justamente porque é a inteligência que foi pouco desenvolvida.

Em contrapartida, o conflito também pode surgir porque a emoção deseja algo e o intelecto boicota. A emoção está alegre, feliz, quer se expor, deseja falar "eu te amo", quer brincar numa festa e vem o intelecto: "Que ridícula que você está, emoção! Não falou que tinha medo da opinião dos outros?! Veja lá como se comporta. Está sorrindo demais e rebolando muito! E é melhor não falar que 'ama' porque as pessoas vão interpretar mal e, olha, nem adianta abraçar assim..." – o intelecto invalida e critica os impulsos da emoção.

Em resumo, essas inteligências estão em posições contrárias, uma está no negativo e a outra no positivo e tudo isso dentro de você, num grande e incessante diálogo interno que cria uma baita confusão e dificulta a maneira de comunicar o que você deseja.

Carla viveu exatamente isso ao refletir sobre a abertura de um empreendimento em sociedade com o marido, Gabriel. Nesse diálogo interno, a emoção dela estava com medo e dizia:

— Que medo tenho de esse negócio não dar certo e perdermos tudo.

— Mas nós não prometemos?! Combinamos que não teríamos mais chefe — discursava o intelecto.

— E os riscos? Existe casamento que acaba depois que os cônjuges montam um empreendimento em sociedade. Estou muito insegura.

— Você já sabe que o melhor parceiro é o marido. Deixe de ser tão "cri-cri" e pessimista.

— E se eu tiver de trabalhar bem mais do que ele? Só de pensar já estou irritada!

A confusão continuou e fazia um barulho danado dentro de Carla, uma verdadeira falação mesmo. Um lado dizendo uma coisa e o outro sentindo outra. Foi com a emoção muito mais aflorada que ela decidiu conversar com Gabriel para expor seus medos, mas acabou começando por acusá-lo:

— Olha, acho que você não tem disposição para encarar essa empreitada com muita garra e dedicação...

O que deveria ser um diálogo entre duas pessoas que se amam saiu uma conversa torta e desencontrada.

Carla deveria primeiro ter se harmonizado dentro de si para depois conversar com o marido. Poderia, inclusive, ter dito que estava com medo e insegura, mas criou um problema ao ficar em conflito consigo mesma, que foi justamente o que a levou a iniciar pela crítica e por diminuir o marido. Quando, na verdade, era ela quem estava se sentindo diminuída.

A confusão interna dificultava a clareza de Carla e, assim como ela, muitos de nós falamos coisas das quais nos arrependemos quando estamos vivendo um conflito interno.

Ela tentou consertar contando a Gabriel que não era "exatamente" aquilo que queria dizer, mas o desfecho dessa história foi que o marido ficou muito magoado, ofendido mesmo, e a partir daí não sabia mais se montaria um empreendimento com a esposa.

Nosso desejo de estar com o outro é receber dele também aceitação e amor. Usamos palavras e atitudes para isso, mas nem sempre recebemos o que fomos buscar. Em vez disso, podemos ter de volta crítica e invalidação, e assim nos sentimos impotentes e frustrados, e seguimos devolvendo ao outro, muitas vezes, nossa crítica e desqualificação.

Existem as ocasiões também em que simplesmente paralisamos e não conseguimos exteriorizar o que desejávamos. Há pessoas que vivem muito isso, que sentem dificuldade em expor suas opiniões e seus pontos de vista. São as pessoas que ficam com um "nó na garganta". Logo, o lado intelectual dispara: "Está vendo, não falou por quê? Como você é medroso!". Ou seja, joga a pessoa no caminho da culpa e da crítica.

Este nosso percurso trata sobre como você se expressa. Verá como descartar o que o prejudica para obter meios mais assertivos e saudáveis de se comunicar ao encontrar um caminho de integração entre emoção e razão.

Se existimos como seres humanos por meio das relações, estas, por sua vez, existem por meio da comunicação.

Como você se comunica com as pessoas? É de um jeito amoroso? Quanta segurança tem para se expressar? Quando está nervoso, como age? O que expressa quando está inseguro? E nas situações de medo? De que maneira você disputa seu espaço? Quanto sabe comunicar aquilo que sente? O que ouço das pessoas, em geral, é que elas têm muita dificuldade e, surpreendentemente, não só em expressar o que sentem de negativo. O pior de tudo é o medo de expressar o que sentem de positivo. A dificuldade que elas têm de, olho no olho, dizer "eu te amo" para alguém. A dificuldade de reconhecer, elogiar, abraçar, beijar e de fazer isso sem a sexualização do afeto — pois há quem com um abraço ou uma simples encostada no corpo já desvie o pensamento para pensar de maneira preconceituosa e superficial em sexo, e expressar carinho nessa situação fica bem complicado.

As dificuldades existem principalmente porque é complicado expressar a negatividade.

Comunicação é também um aprendizado da infância. Vamos para a vida adulta com uma cartilha inteirinha introjetada. As verdades e as crenças estão instaladas, e a expressão se efetiva de modo automático. É possível mudar o que está ruim, o que nos limita e restringe e liberar espaço para o novo. Nesse sentido, existe um ponto de parada essencial para nós, uma vez que lá está o principal suporte para os padrões negativos: a raiva.

Raiva acumulada

Já falamos sobre a raiva em vários momentos, não é mesmo? Como ao gerar um câncer e a raiva que toda criança sente dos pais um dia. Pois bem, coloquemos foco nesta última, se é na infância que tudo começa, é para onde devemos ir.

Com a melhor das intenções, nossos pais precisaram olhar para nosso pior – o que fazíamos de errado – a fim de nos educar. Sempre por amor.

Meu pai (hoje falecido) era meu modelo. Eu queria ser tão maravilhosa quanto ele, que encantou minha infância inteira contando histórias incríveis! As de que eu mais gostava eram as absurdas. Colocava as cores fora do arco-íris, o arco-íris fora do céu, era tudo superatrapalhado, mas tão criativo. Eu achava bárbara a confusão do mundo que meu pai fazia...

Eu o imitava. Quando tinha uns 4 anos, adorava bater papo com uma amiguinha da mesma idade, vizinha de muro. Conversávamos lá no muro mesmo (nós tínhamos um banquinho de pedra para conseguir alcançar o muro). Eu adorava contar histórias incríveis para ela. Certa vez, contei que nossa família se preparava para ir ao Japão, citei detalhes das malas e por aí foi. À noite, quando papai chegou... Juntou-se à minha mãe e me pegaram. Disseram que sabiam de tudo! Minha amiga contou a história para a avó dela e esta foi falar com meus pais. Levei bronca por horas e horas. Era a criança mais mentirosa do mundo! Foi o dia em que tive de comer pimenta. Do meu ponto de vista infantil, estava apenas copiando meu ídolo e criando para minha amiguinha a mesma experiência que meu pai criava para mim.

Meus pais estavam fazendo o quê? Educando-me. Uma criança mentirosa, em quem ninguém pode confiar, não será um adulto que vai dar certo na vida! Estavam só me educando, eles pensaram. Por amor. Sem perceberem que eu os copiava — para "ser perfeita" e amada. Contudo, foi um daqueles momentos em que me senti traída, injustiçada e abandonada. *Meus pais não me amavam,* sentia.

A partir desse exemplo, pense em algo que aconteceu de similar na sua infância. Na melhor das hipóteses, os pais acabam "abandonando" seus filhos durante um castigo, numa repreensão, numa injustiça. Nós não ficamos com raiva deles apenas uma única vez, são vários os momentos em que isso acontece. Eu batia no meu irmão mais novo e apanhava de meus pais porque batia nele, no entanto, estava copiando quem? Houve um tempo no qual achava uma tia minha perfeita, uma vez que ela não me batia, e desejei (intimamente) morar com ela — hoje dou muitas graças por ser filha da minha mãe, uma pessoa maravilhosa, com quem aprendi a abraçar, gostar de música, cuidar do meu corpo e amar meus filhos! Acredito que exista muita criança que já tenha imaginado um dia morar na casa de um amiguinho, de um parente, porque lá era melhor, diferente do lugar em que as pessoas não a compreendiam. É uma fantasia que provavelmente toda criança cria.

A raiva, logo na fase inicial da infância, é um sentimento que aprendemos também a expressar por meio dos pais (cópia e repetição) e ela surge, sempre, para nos proteger de uma dor. Deixe-me explicar melhor como isso funciona.

Uma das primeiras emoções experienciadas pelo bebê é a dor (lembra que mencionei sobre o bebê ser expulso do ventre da mãe e que isso lhe causa sofrimento?), e entre a dor e a raiva há uma ligação muito importante que repercute em nosso comportamento. Reforçando que me refiro aqui à dor emocional, como o sofrimento e a mágoa. Embora a dor física também provoque raiva.

Até por volta dos 6 meses, o bebê é muito vulnerável, seu sistema nervoso está em construção e, portanto, ele tem menos recursos e é bem mais dependente dos pais. É a fase em que os sentimentos estão muito mais aflorados do que o intelecto, e para sentir raiva é necessário um pouco mais de elaboração intelectual — já para sentir dor não, e é por isso que ela surge primeiro.

Não significa que criança não sinta raiva, sente sim, tem pequeninos que com 2 ou 3 anos batem o pé no chão com muita raiva, porém, no começo da infância as emoções estão em destaque total e sentimos muito mais a dor emocional.

Sabe quando você dá aquela topada na quina de uma mesa e grita "ai, caramba!", vem aquela dor e, em seguida, uma raiva danada porque não olhou direito por onde andava? Então, emocionalmente funciona desse jeito com a criança, primeiro ela sente a dor de um sofrimento para, depois, ficar com raiva.

Eu, por exemplo, não comi pimenta e depois fiquei com raiva. Primeiro senti a dor da traição, da injustiça e do abandono e, para me proteger e cessar aquele sofrimento, senti raiva — ela me protegeu daquela dor.

Como a raiva protege a criança de uma dor, ela fica exacerbada no nosso histórico de crescimento, ou seja, todos nós mantemos muito mais contato com a raiva do que com a sensação da dor emocional. Por isso é tão importante abordarmos a raiva em nosso desenvolvimento comportamental.

Vivenciar a raiva, em outras palavras, é uma forma de não percebermos que estamos sendo machucados. Existem pessoas raivosas e outras reclamonas, e esses dois jeitos de ser servem para encobrir a dor. Mesmo as lamurientas são raivosas, mas devem ter tido pais lamurientos e aprenderam a expressar a raiva reclamando e sendo insatisfeitas e não briguentas. É raiva do mesmo modo expressa de maneiras diferentes.

Quando adulta, a pessoa justifica que está com raiva: "Ele me xingou", "deixou de responder ao meu e-mail", e não consegue dizer: "Fiquei muito magoada e depois fiquei com raiva". Por quê? Porque a mágoa, a dor, nos enfraquece. Basta perceber o movimento do corpo. Na dor ele é de retração, contração, já na raiva é de exposição e expansão, o corpo vai para a frente. Então, a raiva fortalece você.

Ao sentir raiva e entrar no papel da vítima, a criança também percebe que a dor cessa, pois a culpa foi transferida para o outro. É, tivemos mesmo raiva dos pais.

Acontece que esse sentimento é proibido na infância. Não poderemos compartilhá-lo porque é muito feio. Contar para o amigo? "Ele não gostará mais de mim", "O que vai pensar de um filho que tem raiva do pai e da mãe? É uma pessoa cruel", são imaginações que geramos. Mesmo porque não os odiamos sempre, na grande maioria do tempo os adoramos de paixão, queremos fazer de tudo para agradá-los, queremos muito que nos olhem, nos abracem, nos beijem e não fiquem bravos conosco.

Por isso, vamos escondendo essa raiva na infância. Quer dizer... se nossos pais também assim o fizeram (lembra-se de que aprendemos copiando?). Caso contrário: explodimos com o cachorro, desmontamos os brinquedos, quebramos tudo que há pela frente, viramos uma criança espevitada, mas nunca contaremos que temos "raiva" deles. Sentiremos raiva de irmãos, primos, amigos, avós, mas deles... ah! Eles só saberão disso quando formos adultos e pudermos nos defender.

Bem, se expresso ou se engulo a raiva que sinto, a questão é que essa energia fica dentro de mim, impregnada emocionalmente. Fez parte de minha constituição comportamental, dos caminhos neurais de aprendizado. Ela fica como uma água parada que, com o tempo, vai apodrecendo.

Durante nossa vida, é natural surgirem motivos que gerem raiva. Bom, eu já tive muitos. Claro que, do meu humilde ponto de vista, as pessoas em minha volta estavam todas erradas e faziam um monte de coisas da qual não gostava e que, portanto, me davam raiva (e, claro, foi antes do autoconhecimento). Vai somando, somando, somando... quando chego à vida adulta tenho um verdadeiro oceano de raiva dentro de mim, bem podre – novamente, sem ter ciência disso. É um caminho automatizado.

Agora que sou adulta e tenho poder sobre mim, comunico essa raiva de diferentes modos. Posso ser cruel em minha crítica, julgar as pessoas, posso ser agressivo e – detalhe

— posso ir guardando tudo isso dentro de mim — ninguém sabe que estou hiper-raivoso, disfarço, sou polido, porque é feio, né? Ou então parto para a porrada mesmo e quem recebe meu pior são as pessoas que estão ao meu lado, meus melhores amigos, os amores queridos, meus próprios pais.

Costumo também ouvir pessoas dizerem: "Nunca tive raiva de pai e mãe na infância, mas se me perguntar na adolescência, aí sim". Por que tem adolescente que é bem malcriado? Ora, agora tem poder, agora é adulto. Xinga os pais, bate a porta ao sair de casa, não chega na hora combinada, vai usar droga, rebelar-se... Nossa, tem tanta raiva acumulada. Raiva velha, embutida.

Muitas pessoas interpretam que ter raiva é algo feio e, portanto, as torna um ser humano pior. Não, a raiva é útil, é uma energia boa se usada adequadamente. Por exemplo, ao dirigir no trânsito, alguém o fecha e você bate o carro. Olha, é muito justo sentir raiva de uma pessoa que foi imprudente. Ponto. Foi só isso. Pode dizer: "Poxa, olha o que fez?! Onde estava com a cabeça? Me dá seu RG, telefone. Vamos fazer boletim de ocorrência. Acione seu seguro..." — está absolutamente adequado e você vai para casa inteiro.

Não vai tremendo, bufando, pensando na pessoa — "aquele desgraçado, idiota..." — e não vai contar para todo mundo e ficar com raiva do motorista o dia inteirinho, postar sobre isso nas redes sociais, querer que o "infeliz" se ferre, ficar cuspindo marimbondos e descontando nas pessoas próximas e, o que é mais grave, não vai ficar lá mesmo pra cair na porrada, não deixar barato e, se tiver uma arma, dar um tiro na pessoa (sabemos que isso acontece). Vai?

Se sim, essa raiva aí não é daquele motorista. É raiva acumulada. O sentimento de hoje gruda no antigo e, na hora de sair, sai tudo junto e desgovernado (é o que muitas pessoas andam expressando).

E se o causador da batida for você? Fica com raiva de si mesmo de modo justo ou traz junto toda a água parada? Fica se martirizando dias, semanas, o mês ou, pior, penaliza-se e nem dirige mais. Dou minha mão à tapa que depois de reagir com a "raiva velha" todo mundo entra na culpa.

E você? Como é que está expressando sua raiva velha?

O que as pessoas estão vendo de você? Quanto de raiva acumulada possui? Está fazendo o que com essa raiva?

Comumente, as pessoas estão se destruindo, não tenho dúvida. Vícios? Raiva embutida. Doenças? Especialistas da área da saúde apontam que cerca de 70% de nossas doenças são psicossomáticas (são os reflexos das emoções sobre nosso organismo). Atenção, 70%! Toda a raiva que está no seu psiquismo vai para o seu corpo. Existem muitos estudos sobre o efeito de situações que envolvem a raiva. O organismo libera uma carga extra de adrenalina no sangue que, por sua vez, aumenta os batimentos cardíacos e, simultaneamente, deixa mais estreitos os vasos sanguíneos, aumentando a pressão arterial. É uma porta de vulnerabilidade às doenças, ao comprometimento do sistema imunológico, ao aumento de gordura no sangue. Você não dá conta da carga emocional que sente e o corpo vai expressar aquilo que está dentro de você.

Precisamos aprender a expressar essa raiva porque, de um jeito ou de outro, ela sai. É um sentimento que nos constitui (como a dor, o medo, a alegria e o amor). Todavia, é preciso deixá-la sair de modo adequado e fazer isso antes de olharmos para qualquer outra forma de nossa comunicação, pois é ela que está por trás de toda negatividade.

Agindo assim, abrimos espaço para nossas outras expressões. Todas as emoções podem fluir de um jeito diferente, alinhadas com nosso melhor, inclusive a própria raiva. Ela é importante e, digo mais, pertence ao amor porque nos limita. Ajuda a estabelecer nosso espaço e, nesse sentido, é justa. O problema é saber como nos comunicar bem se tem tanta coisa errada na nossa história. Aprendemos que não podemos expressar medo porque demonstra fraqueza, e raiva também não porque mostra que não somos boas pessoas. Como vamos expressar amor, então? Estamos bloqueados para a expressão de sentimentos, como é possível concluir.

Se a raiva, naturalmente, contrai os músculos, imagine o que a "raiva acumulada" faz? As pessoas ficam, além de física, também **emocionalmente trancadas**. As emoções são energias que vivem em nós, na realidade não pegamos (fisicamente) a raiva ou o amor, são sentimentos que temos e que podem ser expressados aberta e encobertamente.

Todavia, é o acumulo negativo dessas energias que vai fazer nosso corpo adoecer e nossos músculos tencionarem. O mesmo acontece com as nossas emoções.

Equilibrar tudo isso, promovendo o movimento de limpeza da raiva acumulada, faz com que o corpo relaxe de modo que possamos viver menos contraídos e obter mais saúde. A raiva pode ser sentida de maneira adequada, assim como a tristeza, a mágoa e, o melhor de tudo, o amor consegue fluir com mais tranquilidade.

É por isso que expressar a raiva é fundamental para deixar fluir quem é você.

Eliminando a raiva velha

Vejamos, onde mesmo habitam as emoções? Elas estão no corpo, e ele é uma de nossas principais inteligências, é a morada das expressões. Palavras, gestos, movimentos, sons e silêncios dão pistas sobre você.

Logo, para eliminar a raiva velha e acessar a raiva justa é fundamental utilizar seu corpo.

Esteja certo de que parecerá simples, e é mesmo. Contudo, não se deixe enganar pela aparência, uma vez que por trás desse processo existe a complexidade do ser humano e dos próprios padrões: crítica, julgamento, sentir-se o dono da verdade, desconfiança, preguiça, enfim, aproveite para se observar e questionar enquanto lê e ao colocar o aprendizado em prática. Vamos lá?

Identifique – Primeiro, mentalize. Hoje, o que provoca raiva em você? Alguém lhe provoca raiva? Alguns comportamentos (seus ou de outras pessoas)? O que faz disparar esse sentimento?

Não sei se é seu caso, mas há pessoas que estão treinadas a não "sentirem" raiva (usei aspas porque todo mundo sente, viu?), ou seja, não expressam esse sentimento por causa daqueles motivos que citei (é feio). Caso tenha se reconhecido aqui, precisa fazer uma retrospectiva para encontrar em que momento sente e não expressa ou que fica um pouco aborrecido, um pouco chateado.

O foco agora é olhar para a atualidade, a infância ficou lá. Hoje a raiva pode ser disparada por meus filhos, meu marido, pelas pessoas com quem trabalho, mas jamais devo colocar a mira neles; o que preciso é responder: "*Por que* sinto raiva deles?". Fizeram-me algo ou é por causa de um comportamento? Reconheço a raiva, está em mim, e reconheço a origem do meu aprendizado com meu pai e minha mãe. Esse é o caminho para identificar.

Há quem ache que raiva é só aquela em que se grita ou esbraveja. Já me contaram: "Eu não sou agressivo, nunca falo alto, sou sereno, mas faço acupuntura há três anos porque tenho dois 'bicos de papagaio', uma hérnia na coluna...". É, toda a raiva foi parar lá. "Tenho muita enxaqueca", "problemas no fígado"... Quais são seus problemas físicos?

Pense nisso porque outro jeito de investigar raiva acumulada é prestar atenção no próprio corpo. Você possui travas na coluna? Tem dor nas costas? No pescoço? Problemas de má digestão? Tem as "ites" — gastrite, bursite, conjuntivite, tendinite, rinite, artrite... O que o levou a esses problemas?

Importantíssimo ressaltar que as complicações de saúde existem e é fundamental que procure sempre um médico, um especialista, siga as recomendações e tome corretamente os medicamentos, sempre! Refiro-me aqui à ligação das questões emocionais com os problemas físicos.

Repare também se você tem vícios. Precisa comer muito? Ou tem trava no estômago e não consegue comer quando está ansioso? (Aliás, você se reconhece ansioso? Quando vai conversar com alguém, quando alguma coisa está prestes a acontecer?) São explicações sobre pontos que podem disparar o gatilho da raiva.

Qualquer problema físico que tenha ou comportamentos viciantes estão ligados à raiva acumulada não expressada. Há quem os tenha e carregue junto também a grosseria, a agressividade, a estupidez, a violência.

E você pode ter raiva de si mesmo! Nesse caso, a água velha e parada vai destruindo você.

Pare um pouco e pense num momento em que sentiu raiva de si mesmo, algo antigo ou recente. Lembrou? Recorda-se qual julgamento fez sobre si? Achou-se idiota, babaca, uma pessoa sem escrúpulos, canalha, covarde, medroso... a lista para se autoacusar pode ser grande. Inconscientemente, quando nos sentimos assim estamos dizendo a nós mesmos que somos pessoas boas ou pessoas más? Você foi bom ou mal consigo próprio? Sim, mau, "eu não sou perfeito" é o que nos afirmamos. E, como já vimos, o que mesmo merecem as pessoas más? Punição. Logo, encontraremos um meio para nos autopunir e podemos viver, sem perceber, um ciclo incessante dessa destruição.

Você está sempre onde se coloca. Suas crenças sobre si e sobre o mundo fazem você se posicionar no lugar em que acha que merece. Por conseguinte, se a crença é de que merece punição, é atrás dela que irá, é um movimento inconsciente. Isso é o que chamamos de padrão de comportamento — volta é um padrão —, "sempre que acontece isso você faz aquilo". Vive esses ciclos viciosos.

Reforço com um exemplo, quando você se acha culpado por determinada situação ou na vida a culpa o persegue, sua tendência será buscar situações e/ou pessoas para o magoarem ou frustrarem, pois, inconscientemente, você se sente bem com a punição, afinal é o que o culpado merece. As doenças são, normalmente, uma forma de autopunição. Uma vida insatisfeita e recheada de discórdia também. Não buscar lazer e formas de entretenimento ou só ficar na vida de festa e não se responsabilizar por si mesmo podem ser punições inconscientes.

A dificuldade que as pessoas têm de chegar à felicidade, ao seu sonho, à positividade e ao amor-próprio, esbarram nesses ciclos. Assim, cada vez que os encontrar reconheça que são uma grande placa em sua estrada de autoconhecimento.

Expresse — Identificada a raiva, é fundamental externá-la por meio do seu corpo, colocar essa energia para fora, como uma descarga emocional. Desaprendendo e dando espaço para o novo.

Há vários modos de aprendizagem para realizar essa limpeza, e um dos que mais aprecio envolve a respiração. Ela ajuda a eliminar nossas toxinas — e ainda assim sem colocar nenhum foco na emoção que desejamos "comunicar". Entretanto, é uma respiração com técnica que, quando somada à consciência de expressar a raiva, potencializa-se. O que faz a raiva acumulada no corpo senão nos intoxicar?

Em grego, a palavra "respirar" significa espírito — faz referência ao espírito que dá a vida. Uma de nossas maiores necessidades humanas (creio que seja a maior) é respirar. A corrente sanguínea é a base que transporta oxigênio e nutrientes para todas as células do seu corpo. Sabe qual é o botão que controla esse sistema? A respiração. Refiro-me a um processo bioquímico que está por trás da maneira de seu cérebro trabalhar, por conseguinte da liberação de hormônios que influenciam seu estado emocional, seu comportamento e por aí vai.

Expressar a raiva por meio da respiração é reaprender a respirar. Faz parte de reaprender o que vimos lá na infância. Aliás, deixe-me frisar: VOCÊ NÃO JOGA FORA NADA DO QUE APRENDEU. Expressará a raiva, não a retirará de si, ela lhe pertence e o compõe. Você limpa a necessidade de se manter no automático e, assim, abre espaço para novas sinapses. Tem a oportunidade de mudar comportamentos indesejáveis e ampliar relacionamentos de maneira amorosa e pacífica.

Abrimos espaço para um respirar comprido. Quando respira comprido, você vive comprido. Respire grande para viver grande. De modo geral, respiramos curto e pequeno (foi o aprendizado das contrações emocionais).

Quando expressa raiva, pode olhar para seu medo e ampliar sua visão sobre a dor. O que desperta dor em você? O que o faz sofrer? Há pessoas que não sabem por que está tudo tão no inconsciente; e sem essa noção, como vão aprender a se defender? Como podem respirar fluidamente se estão vulneráveis a tudo o que pode magoá-las?

Nós já somos vulneráveis nesta vida, já não temos controle nem garantias e queremos controlar o mundo e as pessoas, porém elas não estão na nossa mão. Muitos de nós ficam com muita raiva disso, o que só faz aumentar o círculo vicioso.

Podemos estar na fluidez conosco, liderando nossa própria energia, a capacidade de respirar e controlar o que sentimos. Quando você aprende a respirar comprido, a expressar com foco, aprende a expressar suas emoções e pode se comunicar com as pessoas. Dizer-lhes o que está sentindo, pensando, sem ser aquele sujeito que fala: "As pessoas não gostam de mim porque sou muito sincero". Não, na realidade está sendo grosso mesmo, crítico, porque a sinceridade está longe disso. Eu posso ser sincero sem precisar magoar ninguém.

As pessoas, em geral, são sinceras para falar de si mesmas. O que proponho é que você aprenda a falar sinceramente a seu respeito.

Portanto, em vez de dizer à pessoa que ela é "uma grossa, estúpida e não sabe conversar", pode fazer diferente: "**Eu** fico irritado com esse tom de voz, prefiro não continuar", "**Eu** não consigo prosseguir com esse jeito de falar".

Comece a fala com "eu". Está trazendo para si a responsabilidade de ser você quem pensa o que está dizendo e está sendo sincero consigo. Pode mencionar seu sentimento, a própria dificuldade de se expressar, sem a necessidade de julgar, criticar, gritar, espernear, xingar o outro e repetir frases como "você sempre", "você nunca". Isso é expressar a raiva justa, isso é controle sobre você mesmo. Aprender a se comunicar. A pessoa pode lhe falar um montão de bobagens, mas é você quem escolhe como se comporta. Está na sua mão.

É importante que reconheça o outro – pois você pode lhe dar o que você mais deseja para si. Ele carrega dentro dele também todo o bem e todo o mal que caracterizam o ser humano. O que atrapalha a relação é a comunicação inconsciente. Ambos não sabem de si e foram treinados a olhar para fora e culpar o outro pelo próprio sentimento.

O que falta na humanidade? Comunicação. A base dos nossos relacionamentos. Precisamos uns dos outros, mas o nosso "probleminha" é falta de comunicação. Quando somos nós mesmos que geramos toda essa confusão.

O que proponho ao expressar as emoções é que você aprenda a se responsabilizar por elas, dizendo exatamente o que quer, não quer, aceita, não aceita, concorda, não concorda. você, problema seu. Isso é comunicação.

Coloque em prática

Chegamos ao ponto de parada de nosso exercício de respiração, dedique também especial atenção a você.

A dica aqui é ler todas as instruções antes de começar a prática, pois as fases apresentadas precisam ser realizadas de uma única vez, ou seja, sem intervalos entre elas. Treine, descarregue a raiva e colha os benefícios! A respiração tem relação íntima com nosso estado emocional.

Fase 1 – Preparação

1. Procure um local privado no qual se sinta à vontade. Inicie o exercício em pé ou de joelhos e siga assim até a Fase 2. Descruze braços e pernas e mantenha o corpo relaxado.

2. Apenas preste atenção em como está respirando. Fechar os olhos ajuda você a se concentrar. Deixe o ar entrar e sair naturalmente e repare: você respira

pelo nariz ou pela boca? Inspira pelo nariz e solta pela boca, inspira e solta pelo nariz ou faz todo esse movimento somente pela boca?

3. Continue e veja também para onde esse ar vai em seu corpo (para seu peito ou para sua barriga) e como ele entra: é uma respiração curta? Mais apressada, ansiosa? É mais lenta? Observe.

Após essa concentração, vem a eliminação. O método a seguir envolve técnicas que os especialistas em respiração chamam também de respiração caótica.

Fase 2 – Eliminação

1. Pense no que lhe causa raiva, podem ser diversas situações ou algo específico.

2. Ao fazer o exercício, é importante mentalizar a raiva saindo de você. Isso fará, inclusive, com que sinta raiva no momento, e é para sentir mesmo, você está exteriorizando-a.

3. Agora a respiração é bem rápida e toda pela boca. Ao soltar o ar, você precisa fazer um som que sai da garganta, similar a quando está muito bravo, quer dar uma bronca em alguém e as palavras não surgem, daí você solta um "Argh". É como se despejasse a bronca pela respiração, essa é a intenção que precisa colocar aqui.

4. Respire o mais depressa que puder, de modo curto (como os cachorros quando estão cansados), e faça barulho, ininterruptamente.

5. Prossiga durante dez a vinte minutos. É importante respeitar o tempo para que possa atingir um nível de oxigenação diferente em seu cérebro e promover as alterações desejadas em seu corpo. Deixe um despertador próximo para cronometrar.
6. Reserve também lenço ou papel higiênico ao seu lado para cuspir as salivas que pode gerar. Não as engula, foram produzidas por sua raiva e são ácidas.
7. Passados dez ou vinte minutos, diminua o ritmo e volte a respirar como na fase anterior, apenas preste atenção em seu movimento. Siga assim por um ou dois minutos e vá se acalmando. Simplesmente respire como já sabe.

Agora é necessário aplicar uma energia harmoniosa e tranquila em seu corpo. A partir da próxima fase, você pode se sentar ou deitar de modo confortável, pode também colocar uma música relaxante para ouvir, organize-se para que possa acioná-la de modo tão fácil que não se desconecte do exercício. Faça isso enquanto respira normalmente. Também pode mentalizar paisagens da natureza, do universo ou cores que gerem harmonia positiva em você, mas sem inserir nenhuma pessoa nessas imagens.

Fase 3 – Respiração harmônica

1. De maneira lenta e silenciosa, comece a respirar pelo nariz. Inspire contando mentalmente: um, dois, três, quatro.
2. Segure a respiração por três segundos, continue contando: um, dois, três.

3. Suavemente, solte o ar pela boca em cinco movimentos: um, dois, três, quatro, cinco.
4. Repita este movimento entre sete e dez vezes. Possibilite que a respiração se torne cada vez mais tranquila e harmoniosa dentro de si.

Prossiga pela fase 4 com uma respiração mais profunda.

Fase 4 – Respiração completa

1. Continue a respirar de modo calmo e suave, inspire em quatro tempos e agora leve todo o ar para seu abdômen. Isso também enche sua base pulmonar, mas você deixa o ar passar pelo diafragma e chegar a sua barriga. Faça isso com naturalidade, sem forçar.
2. Segure o ar em três tempos e depois o solte, lentamente, em cinco segundos. Permita que o ar flua de maneira cadenciada, em silêncio e com você conectado à sua respiração.
3. Repita também entre sete e dez vezes e vá absorvendo a sensação de leveza, serenidade e bem-estar.
4. Volte a respirar normalmente, como fez na fase 1, por cerca de quinze a vinte vezes e finalize.

Como foi essa experiência para você?

Se chegou até aqui e passou pela respiração, é hora de se parabenizar! Valide seu esforço com um novo combustível, independentemente do resultado, pois é a prática que vai aperfeiçoar as conquistas.

Vá tomar seu chá com bolo, telefonar para um amigo com quem não conversa faz tempo, fazer um passeio com seus filhos, ou seja, consulte sua lista e trate de se motivar!

Mais práticas de expressão

Existem também outros meios de expressar a raiva acumulada, como correr, dançar, bater os pés, chacoalhar. Como assim?! Assim mesmo. No entanto, com método, por isso a aparente simplicidade. Por isso, também aconselho sempre que procure ajuda de um profissional para potencializar esse trabalho, direcionando a expressão de sua raiva.

Se gosta de corrida, pode dedicar cerca de dez minutos de seu exercício para mentalizar que a raiva que você identificou saia do seu corpo. Não é necessário mais do que esse tempo. Sinta isso e no momento em que mentalizar o sentimento sair, corra com raiva, externe. Depois coloque seu iPod no ouvido e siga com prazer. Prefere dançar? Coloque um daqueles rocks que são mesmo mais agressivos ou qualquer música mais forte. Por dez minutos dance, dance, dance e sinta soltar essa raiva. Não precisa falar nada, pode fazer "blagrigrubla" (ruídos com a boca sem sentido). Basta usar o corpo para expressar e liberar.

Existem técnicas nas quais as pessoas batem em almofadas porque isso ajuda a extravasar. Outras usam bastões, socos, pontapés e – semPre – em lugares apropriados. Chamam-se catarses emocionais. É uma descarga emocional.

Lembro-me de quando eu estava no começo do meu exercício de comunicar a raiva, em determinada fase me concentrei em "não gritar com as pessoas". Porque minha mãe era muito gritona — gritava, batia, gritava ainda mais e ficava brava — e eu acabei copiando esse comportamento (com meus filhos, também gritava e chegava a ficar rouca de tanto nervoso). Bem, passei a procurar lugares mais ermos, uma praia vazia ou um terreno baldio, e sabe o que fazia? Aaaaaaaaaaaaaaaaaaa. Gritava, entre cinco e dez minutos, somente isso. Não falava nada, nenhum palavrão (nem me vinham palavras) e sentia como se tirasse "aqueles gritos" de mim. Expressava com foco porque havia identificado um gatilho de raiva, o que me ajudou muito. Ao chegar em casa, não dava mais para gritar, eu não feria ninguém nem assustava meus filhos. Anos mais tarde, aprendi sobre a técnica da respiração.

A sensação que vem depois da prática de uma expressão da raiva é a de um profundo alívio, é quase inevitável suspirar.

Qualquer método é válido desde que seja EXPRESSÃO COM CONSCIÊNCIA e que busque andar junto de um especialista. Se você andou até este ponto da estrada e não pulou nada, pode usufruir de ganhos. Pois é a consciência que permite você se soltar. Caso contrário, fica o respirar por respirar, correr por correr, e isso até pode oferecer alívio, mas não traz nada de autoconhecimento.

Há quem diga: "Eu já limpei, falei todos os desaforos para o beltrano". Não é nada disso! Só criará um campo ainda mais raivoso entre você e a pessoa em questão. A expressão da raiva é um exercício feito por você com você. Ela **jamais** pode ser expressa e dirigida a **outra pessoa** — pois isso seria caminhar totalmente na contramão do que percorremos até agora.

Pode parecer exagero, mas reforçarei: NADA DE XINGAR O VIZINHO, O CARA QUE BATEU NO CARRO, O PAI E A MÃE PORQUE DESCOBRIU QUE TEVE MOMENTOS DE ABANDONO NA INFÂNCIA E QUE FICOU COM RAIVA POR CAUSA DISSO — aliás, eles fizeram muito bem a você. Você é essa pessoa fantástica porque fizeram muito bem o trabalho deles!

Toda a proposta do autoconhecimento envolve não devolver nada para o outro, e sim estabelecer limites saudáveis.

Na hora em que me dei conta de como eu me expressava e de que havia aprendido isso (como e com quem), pude fazer movimentos diferentes. Passei a mudar meu jeito, a apreciar as pessoas, reconhecê-las, elogiá-las. É importante que você veja como pode fazer diferente. Afinal, queremos reconhecimento das pessoas. Comece a fazer isso com elas.

Então, limpe seu coração, tire isso de você, para que precisa dessa raiva aí dentro?

Terceira parada: perdoar

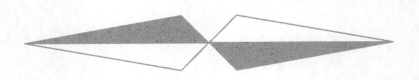

Vamos ao trecho que considero o mais importante e também o mais bonito de toda esta estrada: o **perdão**.

Com o recurso do pleonasmo, intensifico que ele não é mesmo substantivo. Perdoar é verbo e só pode ser conjugado na ação. Impossível experienciá-lo apenas nas palavras e na intenção.

Este é um exercício intensamente vivido e sentido. Perdoar é uma questão de inteligência.

Acredito ser o percurso mais difícil até aqui. Nossas paradas anteriores foram, sim, mais longas e trabalhosas. Obter consciência, fazer-se todas as perguntas, respondê-las honestamente e chegar à associação de que estão relacionadas ao que você aprendeu com a raiz da sua árvore, fazendo a ligação com pai e mãe. Depois, ampliar a consciência sobre sua comunicação e liberar a raiva. Ufa, são trechos nos quais temos de nos movimentar mais e, por isso, transpiramos mais.

Saber de si e como se tornou a pessoa de hoje é fundamental. Contudo, de nada adianta revisitar sua história e expressar as energias negativas se as mudanças que deseja permanecerem com você por pouco tempo, e talvez bem pouco. Instalar e introjetar uma visão ampla e um novo jeito de ser e agir passa, impreterivelmente, pelo caminho que adentramos agora.

Para que você possa encontrar satisfação pessoal e, em consequência, beneficiar os que estão ao seu redor, é preciso que perdoe a si mesmo pelas falhas descobertas, pelas escolhas que fez, pelos caminhos que seguiu e por tudo aquilo que desaprovou ao próprio respeito. É necessário que perdoe àqueles que estiveram e estão à sua volta, aos que culpou por seus tropeços e, em especial, aos que influenciaram você a ser a pessoa que se tornou – seus pais.

Há pessoas que nesta fase se indignam: "Depois de tudo o que a pessoa fez, ela tem o direito de continuar vivendo como se não houvesse acontecido nada de errado?". Para o nosso estágio de evolução, isso é algo muito incompreensível, muito. Porque a maioria das pessoas quer justiça. Para nós, justiça está relacionada com vingança.

Ainda estamos vivendo lá atrás, há cinco mil anos com a política do "olho por olho, dente por dente". Porque se a pessoa matou ela tem de morrer e, mais, tem de ser maltratada, torturada... Isso ainda é o conceito de justiça para muitos. Minha filha caçula, Eduarda, por volta dos 5 anos me trouxe uma observação importante sobre justiça.

Ela tinha uma babá bem protetora, a Adriana. Em uma de nossas viagens, Duda brincou com vários bichinhos durante seu banho e, ao terminar, pedi que os enxugasse e guardasse na caixa. Ela ficou bem contrariada:

— Eu não, a Adriana enxuga.

— Não, a Adriana tem de cuidar de você e você cuida das suas coisas.

— Mas isso não é justo! – sentou-se no chão muito brava e começou a enxugá-los.

Deixei-a com a tarefa e saí. Ouvi novamente um "Isso não é justo!". Achei engraçado aquela criança de 5 anos falar de justiça, retornei e perguntei:

— Duda, o que não é justo?

— Eu pegar os bichinhos.

— E por que não é justo?

— Porque eu não quero!

É isso que nós humanos, no nosso estágio de evolução, entendemos por justiça. Aquilo que "não quero", "não concordo", "não gosto" é injusto – do meu ponto de vista, claro. Bem, você pode estar me dizendo que matar as pessoas não é justo. Sim! É verdade mesmo, está completamente certo. As pessoas não merecem morrer. No entanto, isso não significa que quem matou merece ser torturado pelo resto da vida. Veja bem, não sou a favor de bandido, assassino, estuprador, nada disso. Eles precisam mesmo estar fora da sociedade, podem fazer mal às pessoas, precisam de um trabalho de reeducação para não repetir os mesmos erros e devem ser julgados de acordo com a lei. Reflito aqui sobre o nosso "sentimento de vingança".

É como se naquele momento em que deveria perdoar meu próprio pai – uma vez que ele não queria fazer nada do que fez (agressividade, castração etc.) porque estava apenas me amando, afinal aprendeu a amar dessa maneira – eu me rebelasse: "Não, não, não, depois de tudo pelo que me fez passar? Agora dou perdão e fica tudo bonitinho, arrumadinho. E eu que tenho de me danar com minha vida e ele vai 'muito bem, obrigado'. No mínimo tem de saber o que fez com minha vida, tem de ouvir uns desaforos! Depois, sim, eu o perdoo".

Este é o mesmo sentimento da vingança que temos com relação aos assassinos. Novamente: refiro-me aos "sentimentos".

Aliás, deixe-me explicar que falo muito de meu pai porque tenho muitas histórias com ele. Era extrovertido, bravo, falante e eu me sentia a "filha querida dele".

Tudo sobre o que falamos, tudo sobre o que você refletiu, descobriu e expressou a respeito de sua vida foi a partir de seu ponto de vista. Em nenhum momento, perguntamos sobre o ponto de vista de seus pais. E, a partir dessa ótica, estou quase certa de que você nunca parou para se dar conta de que seus pais também foram crianças um dia.

Se você é resultado da sua infância, eles são resultado da infância deles. Aliás, a humanidade é resultado de suas respectivas infâncias. Minha pergunta é:

Você trocaria sua infância pela de seus pais?

Pense um pouco.

A minha eu não trocaria. Meu pai, coitadinho, pobrezinho. O pai dele foi ausente, e a mãe era o que se pode chamar de "destrambelhada". Já minha mãe foi criada no meio de uma confusão, de tanta gente que minha avó educou. Ah, não, em comparação com a deles, eu adorei a minha infância.

Se reconhecer um pouco da história deles, fica mais fácil. Caso não saiba nada sobre a infância de seus pais, olhe um pouco para eles e se lembre de momentos tristes vividos quando você ainda era criança: como era a expressão deles? Esforçaram-se para sair de uma situação difícil? Pode ser que tenham errado muitas vezes, mas fizeram muitas tentativas de acertar.

Se nem isso lhe ocorre, use a imaginação. Para seus pais serem como eram (pois aprenderam por cópia e repetição) como devem ter vivido a infância?

Até os filhos que foram abandonados ainda muito bebês para adoção conseguem chegar a respostas. Eu já assisti a coisas incríveis e quero lhe contar sobre uma que foi muito especial para mim.

Tive uma aluna, Vivian (lembre-se de que os nomes dos alunos foram trocados para proteger a intimidade deles), que foi achada na lata de lixo quando recém-nascida.

Levada ao hospital, a pequenina comoveu e encantou a todos que tiveram contato com ela. O homem que a encontrou tornou-se seu padrinho, e a enfermeira que ajudou nos primeiros cuidados a adotou. Quando conheci Vivian, uma bela moça, terminava o curso de Medicina. Contudo, a vida não ia nada bem.

Ela tinha muita raiva. Havia se viciado em cocaína. Morava distante da família, cerca de 5 mil quilômetros, e vivia uma solidão danada. Os relacionamentos amorosos também não estavam dando certo.

Durante seu processo de autoconhecimento, Vivian pode ampliar a visão sobre sua história e começou a perceber que estava se jogando numa lata de lixo, exatamente como seus pais biológicos fizeram.

Ao mesmo tempo, repetia os passos dos pais substitutos, investindo no seu desenvolvimento e numa profissão da área da saúde. Conseguiu detectar, com outros olhos, essa dualidade da busca pelo bom e da busca pelo sofrimento e passou a se questionar: *Para que quero viver essa situação? Meus pais substitutos me deram e possibilitaram tantas coisas...*

Vivian estava entendendo o mecanismo de seus padrões de comportamento. Claro que ela pôs para fora a raiva que sentia de todos (pais biológicos e pais substitutos). E, mais importante, no momento em que compreendeu o que passava dentro de si pôde reconhecer: *Puxa, meus pais biológicos me deram uma chance... A chance de estar viva. E estou jogando isso fora.*

Vivian poderia não existir hoje se tivesse sido abortada. Ela só conseguiu obter sua história porque estava viva.

Por isso repito: perdão é uma questão de inteligência.

Enquanto você está com raiva, ela está em você. É o seu vício, é sua gordura, é seu coração, seu AVC (acidente vascular cerebral)... Expressá-la ajuda a eliminar e liberar espaço para mudança, mas para que o novo jeito de ser venha à tona é preciso viver o perdão. Nunca vi ninguém sair de um vício somente expressando a raiva. Presenciei, porém, muitas histórias de pessoas que saíram dos vícios quando chegaram ao perdão.

Perdoar é um exercício

A partir daqui eu já convido você a começar o exercício do perdão. Então, pegue seu caderno de registros e me acompanhe! Anote as lembranças, as reflexões e os *insights* que tiver.

Primeiro, ouça — Significa escutar sua voz interna: olhe para trás, veja como é que seus pais foram criados, se não souber não tem problema, invente uma história — a partir da sua própria. Você percebe que ficou agressivo porque seu pai ou sua mãe era assim? Ok. Então, volte ainda mais: com quem será, como será, que ele ou ela se tornou uma pessoa tão negativa, tão agressiva, tão violenta? Ouça as respostas dentro de você.

Se eu pensar em meu pai — que era um homem muito bravo —, sei que meu avô batia na minha avó e meu pai assistia a tudo. Era um menininho de uns 3 ou 4 anos. Nossa, e, pensando comparativamente, meu pai nunca encostou a mão na minha mãe e o fez poucas vezes conosco, os filhos. Ele já era uma cópia melhorada de meu avô e não poderia ter sido outra pessoa senão a que foi. Não precisei perguntar nada para papai, eu já sabia disso. Em diversos momentos, ele contava histórias de sua infância e tinha uma tristeza no olhar. É só prestar atenção para começar a ver esse tipo de sinal.

Quando você pode prestar atenção nos seus pais? Criança só vê os pais adultos, já grandes, nunca os conheceu pequenos.

Você já parou para pensar que seu pai poderia caber nos seus braços quando ele era pequenininho? Porque ele foi assim, muito pequenininho um dia. Ele deve ter sentido momentos de solidão, abandono e injustiça.

Sabe, passarinho não sai de ovo de cobra. Passarinho só sai de ovo de passarinho (e cobra de ovo de cobra). O que você é? Porque se é passarinho, você saiu de dentro de um, com certeza! Então, como é que devemos olhar e escutar a história de nossos pais?

Coloque em prática

A partir dos comportamentos que identificou em você e cuja origem do aprendizado (pai ou mãe) já reconheceu, verifique com quem e como seu pai ou sua mãe aprendeu esse comportamento.

O segundo exercício é compreender – Não tem jeito, só chegamos ao perdão se existir compreensão. O que é um tanto diferente de entendimento.

Entender é um processo que praticamente todo mundo obteve na vida. "Eu 'entendo' que naquela época meu pai não tinha...", "Eu 'entendo' que era analfabeto", as pessoas usam muito essas falas. Contudo, "entender" está apenas na cabeça, na sua inteligência intelectual.

Compreensão é emocional.

Se raiva é justamente emoção, como posso agora entrar num caminho no qual vou "entender", que é intelectual? Essa estrada não vai dar certo. Preciso continuar num caminho emocional e, aí sim, poderei compreender. Está no meu coração.

Impossível eu não ficar triste ao pensar no meu pai assistindo às brigas dos pais dele. Vez ou outra, ele deixava escapar os causos. Quando já estava na adolescência e havia começado a trabalhar, lembro que não tinha dinheiro para almoçar fora e, como minha avó não fazia marmita, voltava todos os dias para comer em casa (era perto). Entretanto, foram muitas as ocasiões em que ele não entrava. Ficava sentado à soleira da porta, ouvindo os gritos de sua mãe, por causa dos tapas que levava. Passava toda a hora do almoço ali, em silêncio.

Posso imaginar que isso deve ter se repetido muitas vezes na história dele, e situações similares em que não havia "soleira" e papai era obrigado a presenciar aquela violência. Não dá para eu não ficar triste com essa história. Isso é emocional. Compreendi que, depois de toda essa dor, ele era mais legal do que eu deduzia, ele conseguiu ser melhor do que o ambiente que o criou.

Coloque em prática

Lembre-se de uma ocasião em que você cometeu um grande engano e talvez tenha ferido alguém, lesado alguém, sido cruel com uma pessoa, deixado de fazer algo positivo para um familiar, amigo ou conhecido. Pense, honestamente, nessa situação.

Se pudesse explicar agora para essa pessoa o que aconteceu com você naquele momento para ter sido indelicado, grosso, estúpido, agressivo, indiferente, frio, enfim, como você explicaria?

Ao explicar, e sem acusar ninguém, obviamente, conte o que viveu naquele momento para que o outro consiga compreender você. O que você espera dessa pessoa?

Muito provavelmente, você não gostaria de ser lembrado por isso, desejaria apenas ser recordado por seus feitos positivos. Mesmo que você seja, na maior parte do tempo, uma pessoa agressiva ou violenta, o que espera ouvir, de verdade, é que é uma boa pessoa.

Você é uma boa pessoa e cometeu esse erro. Se você merece o perdão e a compreensão, pois não era nada daquilo que queria fazer, mas saiu tudo torto, por que só você merece isso?

Assim como você, seus pais (e outras pessoas) cometeram erros que podem ter lhe causado sofrimento e se tivessem a oportunidade de percorrer esta estrada do autoconhecimento e participar deste exercício poderiam explicar a você que a intenção era diferente.

Se você acredita que é uma boa pessoa e deseja que os outros o compreendam (muitas das queixas do ser humano é "não sou compreendido") comece por você. Comece a compreender e perdoar os equívocos que outros lhe causaram.

O terceiro passo é compaixão – Esta é, para mim, a maior expressão da igualdade humana. Ao viver a compaixão, eu e o outro somos do mesmo tamanho.

Foi a partir da compreensão que pude experimentar este terceiro passo. Porque meu pai e eu temos a mesma história, ele não é maior nem menor, nós somos iguais. Viver esse sentimento é uma grande experiência.

Recorro à metáfora para explicar melhor esta dimensão. Imagine que você encontra um poço à sua frente. Dentro dele está uma pessoa que lhe pede ajuda, você se comove e busca um meio para auxiliá-la. No entanto, francamente, não acredita que aquela pessoa seja capaz de subir se você não estiver junto a ela. Pensa: "Coitada, ela não é capaz de subir".

Então, pula para dentro do poço... E ficam vocês dois lá no fundo. Nem um nem outro consegue sair.

Isso é pena. Você não acredita no outro e acaba por desmerecê-lo.

Compaixão é quando você olha e reconhece que a pessoa consegue sair de lá! Só é preciso auxiliá-la. Você pega uma corda, lança uma ponta e segura a outra. Você acredita nos recursos que aquela pessoa possui, ela sobe e vocês ficam do mesmo tamanho – igualdade.

Com a compaixão eu, sinceramente, desejei que a dor da infância de meu pai terminasse para que ele pudesse se transformar num adulto mais seguro, mais protegido dentro de si mesmo. E acreditei na sua competência: "Ele vai dar conta".

Consegui compreender que a dor dele foi igual à minha. No momento em que ficamos no mesmo nível, experienciei: "Eu te perdoo".

Quando pude sentir isso por meu pai e por minha mãe, pude sentir isso por mim também. Porque cometi os mesmos erros. Perdoei toda a minha incapacidade de ser mãe de uma menina com deficiência mental e todo o meu modo de agir que vinha afastando as pessoas que amava. Incrível é que surgiu dentro de mim uma capacidade poderosa de ser mãe. Uma capacidade poderosa de me comunicar com as pessoas.

Essas recordações me trazem também à lembrança de Zuleide, que viveu uma grande conquista por meio da compaixão. Compartilho a história dela com você porque é um exemplo rico em sua complexidade e, paradoxalmente, diria também em simplicidade. Quem sabe você encontre alguma semelhança com sua história de vida.

Quando a conheci, ela estava havia mais de dez anos num casamento muito infeliz, mas sem conseguir sair dele. Zuleide e o marido, João, eram dois titãs que disputavam quem destruía o outro primeiro.

João, um alto executivo e riquíssimo, possibilitava todas as regalias à esposa e ao filho do casal. Zuleide nunca trabalhou, concluiu a universidade e se casou atendendo também à solicitação do marido de cuidar do lar e da família.

— Heloísa, eu fico neste casamento porque odeio meu marido! Ele me humilhou tanto — confidenciou-me a loucura que vivia: era como se Zuleide não pudesse dar alforria a João. — Ele também não quer saber de separação, já ameaçou romper com a ajuda financeira e tenho muito medo de que meu filho seja prejudicado. Só tenho um diploma, nunca trabalhei. Não sei o que fazer...

Fomos investigar o que estava por trás daqueles comportamentos. Zuleide tinha três irmãs, seu pai havia desejado que ela nascesse um menino, mas a acolheu de tal maneira que se tornou a filha preferida do papai. Ele era um homem muito rico — que endeusava o dinheiro — e que humilhava muito a mãe de Zuleide. Assim, ao mesmo tempo que assistiu a seu pai maltratar a mãe, recebia dele carinhos, mimos e apreciação.

O pai também valorizava por demais a figura masculina e, em geral, desprezava as mulheres. A crença dele é de que elas só prestavam para cuidar da casa, nem precisavam estudar, isso era pró-forma. Como era a filha queridinha, Zuleide ouvia: "Deixa que o papai cuida de tudo".

Esta minha aluna teve muita dificuldade para enxergar que, energeticamente, estava casada com uma representação de seu pai, pois o "deus" de João era o dinheiro também, e ela própria passou a endeusar o dinheiro.

Havia uma enorme confusão dentro de Zuleide. Inconscientemente, por um lado ela obedeceu ao pai e optou por se casar e não trabalhar, tornou-se cuidadora do lar, e por outro fez um pacto de que jamais seria humilhada como a mãe. Logo, ela não deixaria o marido ganhar nunca aquela briga, como o pai ganhava da mãe.

A princípio, Zuleide não percebia que havia aprendido, com o pai, a valorizar o dinheiro e a lutar para estar sempre por "cima" da humilhação. Afinal, ele foi uma pessoa maravilhosa para ela, como ver defeitos? Dizia: "Meu pai fez isso com minha mãe, comigo não, me tratava superbem!".

O pai estava numa espécie de pedestal para ela, e tirá-lo de lá poderia torná-la vulnerável e submissa, como foi sua mãe. Tudo isso era um movimento de aprendizagem de comportamento emocional inconsciente.

Foi por meio do perdão que Zuleide deu os passos essenciais para chegar à clareza de sua história.

Ao revisitar a infância do próprio pai, recordou-se de que seu avô paterno foi muito pobre, vivia da lavoura e numa busca incessante por dinheiro para ter o que comer, ao mesmo tempo era um homem bronco, grosso e que humilhava tanto os filhos quanto a esposa. O pai de Zuleide decidiu ir embora de casa quando estava na adolescência e jurou nunca mais viver naquela penúria. Ele se tornou um homem muito rico e passou a endeusar o dinheiro.

Aquela mulher começou a enxergar as raízes de seus aprendizados com o pai, um homem que presenciou e viveu a humilhação, assim como muitos outros sofrimentos emocionais. O olhar de Zuleide ganhava brilho e amplitude a cada instante. Ela via um pai diferente, ao mesmo tempo que compreendia a origem e o motivo das próprias dores, seus conflitos e suas atitudes. Presenciei um dos mais profundos minutos de choro, suas lágrimas representavam sentimentos de compaixão e alegria, e tomaram conta daquele momento de maneira plena e sublime.

Zuleide viveu o perdão por si mesma e por toda a sua história, viveu o perdão por seu pai e, mais, encontrava um caminho de perdão para seu marido.

Se ela pôde compreender que por trás de todo ser humano existe uma história de formação de comportamento, certamente João também tinha uma.

Foi ainda por meio do perdão que Zuleide pode fazer escolhas conscientes: ficar no casamento de outro jeito; começar uma carreira profissional, pois agora possuía autorização interna para isso — não obedecia mais ao pai; ou separar-se do marido.

A vivência da compaixão por seu pai possibilitou que ela chegasse a um patamar de igualdade com ele, ambos seres humanos com todo o seu bem e com todo o seu mal. Zuleide se libertou de uma história de amor negativo com a certeza de que conseguiria seguir em frente com a vida, sem as amarras de aprendizagem que a prendiam.

Coloque em prática

A compaixão é uma prática vivencial e envolve os exercícios anteriores de revisar e conhecer a história dos pais (e de quem mais o magoa). Abra seu coração e você chegará a ela.

Se compaixão é igualdade, perdão é liberdade

Essa frase significa que, agora, eu posso ir em frente porque meu pai não está mais no fundo do poço, nem eu estou mais. Posso deixar ele seguir com sua vida e dizer: "Muito obrigada. Agora, vou dar conta da minha vida. Agora eu vou".

Olha, isso é bem diferente de se desculpar. Quando eu me desculpo, estou retirando a "culpa". É como arrumar um argumento para afirmar que "fui incapaz de fazer de outra maneira". Nããão, eu sou culpada, sim, eu magoei, feri meus filhos e pessoas que amava. Tenho responsabilidade pelo que fiz. No entanto, espere um pouco... Eu aprendi. Não sou má porque fiz isso, eu estava programada para tomar esse tipo de decisão, fui treinada, educada, mas agora – adulta – esse jeito não me serve, machuca as pessoas e me deixa perdida, confusa e desorientada. Obter essa percepção, racional e emocional, é um treino que me conduz ao perdão.

No momento em que compreendo e tenho certeza de que dou conta de sair desse poço, que tenho competência para fazer diferente, estou exercitando o autoperdão. Estou acessando minha inteligência espiritual – aquela que sabe que sabe.

Ouvir a voz da sua espiritualidade é possível quando sua cabeça está alinhada com seu coração. Em outras palavras, para nivelar intelecto e emoção, é fundamental se perdoar. Sua conexão com o seu próprio "ser humano" fica mais afinada, bonita e leve.

Ao conseguir se perdoar e aos seus pais, você passa a olhar para todo ser humano que está em seu entorno de modo diferente e a praticar o perdão. Seja por uma pessoa mais próxima e até mesmo por gente que nem conhece muito bem. Inclusive, é natural que comece a se interessar pela história das pessoas, principalmente aquelas que compartilham a vida com você, por exemplo: Como é que seu parceiro ou sua parceira se transformou na pessoa que é hoje? Foi o que aconteceu com Zuleide com relação a João.

Se você é pai ou mãe, vivencia um sentimento especial de responsabilização pela criação de seus filhos — lembrando-se de que eles sempre terão o amor negativo. Estamos numa fase evolutiva da humanidade na qual o perdão e o amor são estradas a serem trilhadas — e pela vida inteira. Este livro é um caminho para percorrermos juntos durante sua história, porque autoconhecimento e felicidade acontecem mesmo durante o caminhar.

Você pode precisar de ajuda nesta fase do percurso. Tem gente que fica com muita vontade de dizer: "Eles não merecem!". No entanto, ao fazer uma citação como essa você estará sempre falando sobre si mesmo. Não hesite em procurar um especialista se necessitar (estarei também ao seu alcance). Afinal, se os pais não merecem perdão é porque são cobras? Logo, você também é.

Quem fica preso no antiperdão, na verdade, está preso na mágoa e no apego ao negativo, repete "Eu sofri tanto" ou "Eu me magoei tanto". Temos uma questão de influência histórica com o perdão e abro um rápido parêntese para falar de religião sob esse ponto de vista.

Existe a crença de que o perdão é somente para os bons. As pessoas, até nos dias atuais, não conseguem entender o que Jesus disse na Bíblia sobre perdoar setenta vezes sete, em geral já pensam: "É muito perdão que Ele propõe e isso é só para os bons, eu não sou perfeito, você não quer que eu seja Jesus Cristo, né?". Dessa maneira, muitos ficam na Lei de Talião: "olho por olho, dente por dente". Existe muito ranço a esse respeito.

Em outra vertente, a história da humanidade também se construiu pela educação bélica. Fomos para as guerras para ocupar espaços, terras e para defender etnias. Influências que ajudaram a nos tornar seres mais bélicos do que amorosos. A vingança faz parte da formação bélica.

Estamos mesmo numa fase evolutiva de comportamento humano e tudo isso faz parte também de uma programação que vem da nossa infância, passada de geração em geração. Aprendemos que quem erra precisa ser punido e não perdoado. Necessitamos compreender que todas essas crenças enraizadas não são nossas.

Por isso, proponho que esta grande revolução interna seja, acima de tudo, uma revolução do perdão.

O perdão é sempre "meu"

Quem dá o perdão ou quem pede o perdão sou sempre EU, ou seja, essas ações dependem apenas de mim mesmo e posso colher os resultados positivos independentemente da reação do outro.

É uma situação diferente da reconciliação, na qual dependo do outro para ele ficar meu amigo, por exemplo. No perdão sou apenas eu comigo mesmo e isso explica por que é por meio dele que me liberto.

Se vou pedir perdão a alguém, antes é necessário que eu mesmo tenha me perdoado, portanto, é um resultado imediato que obtenho. É preciso me perdoar por ter causado uma dor a essa pessoa, e fun-da-men-tal: preciso me dispor a **consertar o que causei**. De que maneira indenizar o outro, o que é possível fazer?

Sem agir assim, fica muito cômodo somente pedir perdão, é preciso responsabilidade para reparar o dano que geramos. Essa atitude evitará também a repetição dos mesmos erros no futuro.

E IMPORTANTE: esta instrução é para você que está nesta estrada do autoconhecimento; se chegou até aqui é porque está em um nível de amplitude e compreensão diferente. Assim, pode parecer exagero, mas nada de cobrar indenização de seus pais! Mais uma vez, isso seria inverter a orientação que você está recebendo e pegar o caminho da contramão.

Continuando, não há como saber se receberemos o perdão da outra pessoa, pois isso depende dela. E muitas vezes o outro não está preparado para nos perdoar; então, paciência, temos de seguir em frente, mas vamos sem culpa, sem autodestruição e com o coração leve porque sabemos que fizemos a nossa parte.

Por isso repito, perdão é uma questão de inteligência. O perdão é meu, assim como a mágoa é minha, a raiva é minha, tudo está em mim. O que vou escolher? Vou querer ficar na mágoa, destruir-me, usar-me para machucar o outro ou escolho me perdoar?

Solte suas mágoas, pois elas estão no passado. Há quem diga "eu soltei", mas a vida não anda para a frente, repare bem se não existe uma bola de ferro acorrentada ao seu pé, que eu chamo de "vingança" e que aprisiona você. Com o perdão a vida flui.

Se a gente conseguisse, honestamente, desenvolver essa capacidade de perdoar em nós, digo, essa capacidade embrionária, mudaríamos nossas relações com o mundo.

Porque com o perdão fazemos política, no sentido mais literal da palavra (não enquanto partidarismo). Perdão nos leva a mudar comportamento, mudar consciência, mudar o jeito de funcionarmos. Logo, passaríamos a fazer outro tipo de política com tudo o que está a nossa volta. Engajando-nos mais em movimentos pacíficos, educacionais, sociais...

Perdão é mesmo uma questão de inteligência. Todos merecem o perdão. Lembra? Se tivéssemos um minuto por dia... Um minuto por dia de amor.

Somente chegaremos ao amor se passarmos pelo perdão.

Coloque em prática

Ao longo deste capítulo, você pôde realizar vários exercícios, leve-os consigo para sua vida e lembre-se de que, como citei, perdoar é o mais importante passo dessa grande revolução interna.

Se, por acaso, ainda não os fez, a orientação agora é parar e colocar foco e atenção a esta parte prática e, claro, depois escolher o combustível para abastecer e continuar!

Depois de ter cumprido os exercícios e perdoado seus pais, pare e pense: quem você se recusa a perdoar? Faça o caminho proposto neste capítulo novamente com essa pessoa em mente.

Estamos bem próximos à nossa última parada. Espero você lá!

Quarta parada: encontrar

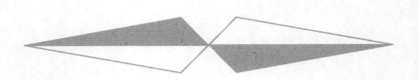

Estamos adentrando o quarto passo do autoconhecimento: Encontrar. O que nos espera aqui?

Bem... o seu novo comportamento positivo, na prática!

Sim, porque se a felicidade está na positividade e no caminho que percorrer, você sempre a **encontrará** se levar para o seu dia a dia as mudanças que deseja. Você a **encontrará** nos pequenos momentos do aqui e agora e a **encontrará** em suas grandes realizações.

A questão, além de aprender, é: como instalar ou manter esse novo comportamento? Vamos ver (inclusive, a ciência hoje ajuda a comprovar os efeitos desse movimento).

Começo por reforçar que é preciso tratar de esquecer aqueles ditados "pau que nasce torto morre torto" ou "burro velho não aprende novos truques" – nossa, eu ouvia muito isso de meu pai. Era a "verdade" transmitida na época de minha infância. Fazer faculdade aos 60 anos era algo completamente fora de questão. Porque se considerava que você não teria cérebro para isso.

Felizmente, a neurociência provou (e recentemente) na década de 1990 que temos a capacidade de criar novos circuitos cerebrais para expressar novas habilidades e, portanto, novos comportamentos, até nosso último dia de vida! Nem sempre se pensou assim. A ciência acreditava que o cérebro tinha uma constituição mais rígida e inalterável, ou seja, que possuía um programa genético fixo.

Essa descoberta refere-se à plasticidade cerebral ou neuroplasticidade — é o que permite constante adaptação e aprendizagem ao longo da vida. Isso torna o ser humano mais eficaz.

Com a plasticidade, descobriu-se também que, mesmo após uma lesão, os neurônios que permanecem no cérebro têm enorme capacidade de assumir novas funções, isso significa, por exemplo, que arrumam outros caminhos para reaprender a falar, escutar, usar um membro lesionado, entre outras coisas.

Se você não entende muito, quase nada ou nada dessa parte cerebral, adiciono uma explicação simples para ajudar ainda mais na compreensão.

O cérebro é formado por bilhões de neurônios (células) que se comunicam entre si por meio de um processo chamado sinapse. O que isso tem a ver com seu aprendizado? Quando você está aprendendo algo, um neurônio se comunica com o outro e assim consecutivamente, como num efeito dominó criando um verdadeiro caminho neural — este é o caminho que se refere àquele novo aprendizado. E quanto mais estimular, praticar e persistir em andar por esse "caminho neural", mais o aprendizado se fortalecerá e se instalará, ficando, inclusive, automatizado.

Digamos que, quando pressionado, você reage sempre e de bate-pronto com agressividade; esse foi um caminho neural que você construiu. É por isso que desenvolvemos os padrões compulsivos, reagimos tantas vezes do mesmo modo que o caminho se automatizou. Naquela determinada situação, seu cérebro já sabe por onde deve seguir e isso ocorre num piscar de olhos.

A mudança de comportamento significa você construir um NOVO caminho neural para responder àquela situação.

Portanto, costumo brincar que ainda dá tempo! Se nosso DNA está programado para vivermos 120 anos, dá tempo de aprendermos e exercermos, por exemplo, três profissões. Uma por trinta anos, a outra por mais trinta e ainda uma nova nos trinta restantes. Enfim, gosto mesmo de acrescentar humor no pensamento e na fala, pois o humor nos mostra como a vida pode ser leve. Sabia que a alegria libera em nosso corpo a endorfina? É um hormônio que promove sensação de bem-estar. Já diziam os sábios que rir é mesmo um bom remédio.

Voltemos ao comportamento, pois isso tem tudo a ver com o modo como você funciona, ou seja, seus hábitos.

A comprovação de que temos uma plasticidade cerebral maravilhosa foi uma notícia excelente porque pudemos olhar também pelo prisma do funcionamento bioquímico do corpo. Na estrada do autoconhecimento, essa revelação mostra que você pode aprender novos jeitos de ser, mudar e fazer conquistas enormes a seu respeito, independentemente da idade em que estiver. E, mais importante, conquistas que perdurem.

Até porque uma característica intrínseca dos neurônios é a de se adaptar eternamente ao uso que fazemos deles – desde que usados **insistentemente**.

Então, preste muita atenção: essa plasticidade não acontece sozinha, por livre e espontânea vontade do cérebro.

Qual é o segredo? O que precisa ser feito para estimulá-la e desenvolvê-la?

Exercício. Treinos.

Quem é o responsável por isso?

Você.

É o que o autoconhecimento vem fazendo há mais de 45 anos (segundo a teoria de Bob Hoffman). Você pode moldar a mente para um novo comportamento por meio da prática de um novo exercício.

Transformando escudo em asas

Quanto mais você se dedica a um tipo de atividade, melhor ela fica, não é mesmo? E o contrário também é verdadeiro. Quanto menos se usa uma habilidade, pior é o resultado. Quem pode confirmar isso são os músicos, bailarinos ou esportistas. Com relação à plasticidade do cérebro, acontece a mesma coisa. Se não houver uso efetivo do que se pretende reorganizar, nada acontece, simplesmente não há oportunidade para o cérebro testar e efetivar novos e alternativos caminhos.

Já que plasticidade não é algo que acontece sem a sua intervenção prática, não adianta somente falar que de agora em diante vai fazer exercício físico: "Ah, ok, então já passei a informação para meu cérebro, aprendeu o caminho da sinapse e vai ficar me 'chamando' para a academia porque ele está habituado a fazer isso". Não é verdade, certo?

Você precisará de muito exercício interno para chegar à uma nova sinapse e ao novo hábito de se exercitar na academia regularmente — este, aliás, será o primeiro: exercitar internamente a mudança até que o hábito físico se instale.

Dentre as muitas transformações de comportamento que presenciei, a de Rubens me deixou uma frase que levo em destaque na vida.

Quando o conheci, atuava em uma empresa como consultor e gerenciava vários projetos e equipes. Nas constantes avaliações de *feedback* a seu respeito, todos eram unânimes em reconhecê-lo como extremamente competente, brilhante em suas exposições, mas possuidor de um gênio... crítico, julgador, insatisfeito, cobrador. Resultado: foi convidado a se desligar da organização.

Chegou-se à conclusão de que Rubens não agregava nada a quem estava à sua volta. A competência técnica se perdia perante os maus relacionamentos. Ninguém queria trabalhar com ele, apesar de muitas de suas críticas serem até aceitas pelas pessoas, o problema era o modo ferino, mordaz e irônico.

Durante o trabalho que iniciamos, Rubens se deu conta de sua história. Existia uma grande sensação de inferioridade por trás de suas ações. Resumidamente, na infância o pai dele havia eleito o irmão mais novo como o filho preferido e querido. Na vida adulta, Rubens reconheceu que se sentia menor que as pessoas. Sua defesa era ser muito mais competente e, ao mesmo tempo, criticar a todos, colocando-os num patamar abaixo de si.

Quando percebeu que essa sensação de inferioridade provocava uma defesa e o tornava compulsivamente agressivo, compreendeu que estava com um escudo à sua frente. Esta era sua fantasia, e caso as pessoas chegassem muito perto descobririam que ele era uma fraude.

Ao conseguir passar pela estrada do autoconhecimento e descobrir como havia aprendido aquele comportamento e quanto esforço teve de fazer para não se sentir inferior desde pequenino, pode perdoar sua história e se aproximar das pessoas.

Passou a treinar novos jeitos de agir, novos caminhos neurais e, principalmente depois de ter retirado o escudo de proteção. Praticou a mudança com perseverança. Eu o acompanhei de perto durante um ano inteiro. Certo dia me contou:

— Sabe, Heloísa, cheguei aqui com um escudo e hoje saio com asas. Posso voar entre as pessoas.

Meu coração se encheu de emoção. Pude ajudá-lo em seu crescimento e a ser mais feliz. Agradeci a este trabalho que percorro.

Antes de liderar sua equipe, Rubens necessitava se autoliderar. Conseguiu unir a parte técnica aos bons relacionamentos e havia se apropriado das conquistas sobre si, levando-as para sua carreira, sua família e àqueles que estavam ao seu redor.

Rubens se reposicionou no mercado de trabalho e os *feedbacks* e as avaliações só foram melhorando com o tempo.

Fora de rota

Antes de seguirmos para a parte prática, friso que há duas possibilidades de você se perder nesta estrada que leva ao autoconhecimento e à felicidade.

Uma delas é a falta do perdão.

Sem o perdão, você continuará querendo que o outro "pague" por algo ou continuará culpando a si mesmo e se punindo – "porque errei, mereço ser castigado, penalizado...". Esta, aliás, é uma rota na qual você pode escolher viver, é um jeito de funcionar que, certamente, não levará à felicidade.

A outra maneira de se perder é por meio do próprio hábito, quero dizer, do velho e negativo hábito.

É estar tão acostumado e viciado a fazer sempre do mesmo jeito que ainda que se perdoe voltará para o comportamento antigo. Por quê? Porque está justamente viciado, ao entrar "naquela" situação você aciona "aquele" modo de agir. Sentiu aquela emoção, ouviu aquele nome, viu aquele gráfico, cheirou aquele aroma, viu aquela cor... seja lá o estímulo de associação que leve você sempre de volta para o mesmo caminho.

Você consegue apagar o hábito velho da sua mente? Não, lembra-se. Contudo, pode enfraquecê-lo. Como mesmo? Colocando um novo no lugar.

Sem o novo, seu cérebro só saberá um jeito de funcionar, o já conhecido e antigo. De nada vale só a intenção, e como é mesmo que se diz? De boa intenção, o inferno está cheio.

Com o perdão temos boa intenção. Já imaginou, do ponto de vista neurológico, tudo o que a experiência do perdão causa em nosso cérebro? Saímos com o coração mais leve e com a possibilidade de maior espaço cerebral, que amplia as probabilidades para o "novo". No entanto, se não existir treino, regressamos.

Já escutei de algumas pessoas que voltaram a usar o comportamento negativo: "Mas eu perdoei, estou limpo!". Como buscando uma explicação por terem regredido. Sim, perdoaram, é verdade, mas se mantiveram no vício do comportamento antigo.

É necessário que o caminho neural referente ao novo comportamento positivo esteja de tal modo forte que seu cérebro escolha sempre seguir por ele. Chega um ponto no qual isso acontece de maneira muito natural e você nem percebe, quando vê já está agindo alinhado com o que busca de melhor para si mesmo e se surpreende: "Como fiz aquilo?!", "Uau, foi tão fácil!".

Sabemos que prática leva à perfeição, a novidade é que já se registraram até estudos que tratam sobre o tempo necessário para uma pessoa ter sucesso. O pesquisador Anders Ericsson, da Universidade Estadual da Flórida, por exemplo, afirmou que para se tornar excelente e se destacar numa área de atuação são necessárias 10 mil horas de treino. Esse estudo é da década de 1990 e se tornou mais conhecido no livro *Fora de Série — Outliers*, de Malcolm Gladwell. Há questionamentos mundiais sobre essa exatidão de tempo, mas o que nenhum especialista ou estudioso em comportamento discute é que a prática constante, a repetição, produz mudanças no nosso sistema de funcionamento. Treino modifica o cérebro.

E digo mais, treino com recompensa! Recorda-se do sistema límbico (responsável pelas emoções e pelos comportamentos sociais)? Ele precisa de recompensa. Motivação!

Dentre os estudos que mostram como treinar o cérebro para obter sucesso, existem também revelações de que a motivação é uma das marcas mais fortes de quem consegue a realização no que faz.

Em outras palavras, pessoas de sucesso possuem a capacidade de manter esse sistema muito mais ativado.

Pesquisadores da Escola de Medicina da Universidade de Washington monitoraram a atividade cerebral de voluntários submetidos à exposição de imagens que provocavam tédio ou estímulo. As pessoas mais realizadas, de maior sucesso, mantiveram as áreas associadas à motivação acionadas mesmo diante das imagens entediantes. Segundo uma das cientistas responsáveis, Debra Gusnard, esses são indivíduos que permanecem motivados porque acreditam que terão uma bela recompensa (o estudo foi publicado pela revista *Isto É,* em dezembro de 2010).

Sem magia

Retomo aqui que temos uma visão infantil a respeito da felicidade, como se ela pudesse ser mágica – quando, na verdade, precisa mesmo é ser construída. Digo isso porque, em diversas ocasiões, me perguntam se eu ainda vivo um comportamento negativo, se ainda fico com raiva.

Você também quer saber?

Sim, eu fico. Muitas vezes me distraio e nem percebo que estou no comportamento negativo, inclusive para poder fazer um movimento de saída. Demoro um tanto me engalfinhando comigo mesma.

E as pessoas me dizem: "Nossa! Depois de trinta anos você ainda vive isso!". Há pessoas que desanimam com minha resposta e desiste do autoconhecimento logo no início do caminho.

Conto para essas pessoas, e mesmo a você, que possuo minhas deficiências e meus pontos fracos, mas hoje sou muito, mas muito mais feliz do que há trinta anos! E, olha, muita coisa aconteceu. No entanto, sou mais feliz, sem dúvida! Não quero voltar nem um dia da minha vida e tudo por causa do treino do autoconhecimento e da positividade, um exercício que me acompanha constantemente.

Essa prática fez com que eu vivesse a dor quando tive dor, vivesse a alegria quando tive alegria e, na soma, acredito que temos muito mais tempos agradáveis do que desagradáveis. É somente o vício de olharmos para o negativo que faz com que algo desagradável aconteça e percamos o dia, o mês, o ano, alguns de nós até a vida.

Isso ocorre porque vamos para o caminho do hábito negativo e ficamos igual a um disco rachado, repetindo, repetindo, repetindo o trecho daquela música.

Não faz muito tempo, fiz uma barbeiragem na estrada ao voltar de um treinamento no interior de São Paulo, em direção a minha casa, na capital. Havia um senhor de mais idade que dirigia à minha frente, bem lentamente. Confesso que aguardei ansiosa pelo momento da ultrapassagem.

O carro dele foi encostando à direita... bem, isso era só uma impressão minha. Nesse segundo, não tive dúvidas, era minha chance. Eis que um carro vem em direção contrária e tive de desviar rapidamente jogando meu próprio carro (e novo!) sobre o do senhor. Conclusão: bati.

Paramos, pedi perdão, assumi a culpa, passei todos os meus dados e combinamos as despesas para eu pagar o conserto.

Fui embora brigando comigo e revendo a fita: "Devia ter evitado... seu eu não tivesse... o meu carro novo...", e mais um monte de reflexões desse tipo foram me acompanhando por cerca de quarenta minutos. Ao chegar à rua da minha casa, me dei conta do que estava fazendo.

Espere aí, vamos fazer uma reciclagem já!, disse a mim mesma. *Pode parar, Heloísa. Eu já bati o carro. Já vou consertar. Acabou. Isso não pode me torturar. Que esses quarenta minutos sejam suficientes! Essa tortura não vai tomar a minha tarde. Fiz o melhor que podia depois que bati. Quando eu sair do carro, este será um assunto resolvido na minha cabeça.*

Saí do carro e acionei minha técnica para mudar.

Quantas vezes fazemos essa tortura mental, não é mesmo? Fiquei quarenta minutos, mas em outros momentos ficamos quarenta dias com o sino na cabeça, tocando, tocando, batendo-se, torturando-se. Imagine isso numa reverberação? Tudo o que vai atrair e tudo o que você vai viver durante esses dias, penalizando-se por algo que fez? É porque está no hábito.

Fiquei me torturando mentalmente e reconheço que este é um comportamento aprendido. Sim, sei fazer isso bem. Começou lá no meu passado e preciso treiná-lo e treiná-lo mais para mudar.

Torturar-se é um hábito. É também um treino instalado durante muitas horas e, olha, podemos ficar excelentes nisso.

Há pessoas que de tanto se torturar tem medo de entrar na própria estrada do autoconhecimento. Medo de se olhar. "Não gosto do meu corpo, não gosto de mim, nem me olho para ver como sou e sofrer." Se a pessoa nunca se vê, como pode gostar de si? Fica apenas com o olhar para o outro e para as comparações. Aliás, os olhos são voltados para fora na estrutura física do nosso corpo, praticamente não paramos para observar nosso interior. Claro que do lado de fora tudo vai parecer melhor. O amor-próprio fica inacessível por esse trajeto.

Com o perdão, felicidade é um caminho fácil, entretanto trabalhoso. Hoje já se sabe que o corpo usa mais células quando estamos na depressão do que na alegria (aqui, economizamos energias). Contudo, sair da depressão e ir para a alegria é custoso. É um movimento que exige tempo de dedicação. Felicidade não é magia.

Reciclar é a palavra de ordem!

Reciclar é transformar o velho em novo. No caso dos comportamentos, esse processo leva você a um modo diferente de funcionar, mas sem eliminar o jeito antigo. Como vimos, ele continuará no registro cerebral, porém, enfraquecido à medida que será bem menos usado. Se precisar acioná-lo, poderá escolher fazer isso, com consciência. Eu, por exemplo, já mencionei a você sobre o meu autoritarismo.

Ao passarmos por toda esta estrada, você se deparou com seus padrões negativos e, agora, pode começar a reciclá-los! Muitos desses comportamentos são os responsáveis por causar o distanciamento das pessoas e por gerar solidão.

Há duas reciclagens fundamentais no autoconhecimento. Uma se refere ao estado emocional e a outra ao comportamento.

Uma muda estado de espírito e a outra atua direto na parte prática do novo comportamento.

Estado emocional – Quando tomei consciência da auto-tortura mental por bater meu carro, determinei que aquele seria assunto encerrado no momento em que eu descesse dele!

Na hora em que saí, comecei a cantar. Sim, cantar!

Para fugir do hábito, precisei fazer outro caminho neurológico. É um treino de reciclagem que funciona muito bem para mim (e para muitas pessoas que conheço). Meu estado de espírito ficou diferente, deixei a música me envolver.

Na situação em que estava, era somente o que necessitava fazer. Não existia um novo comportamento a adotar, bastou alterar minhas emoções. Tanto que optei por contar aos meus familiares sobre o incidente apenas no dia seguinte. Quando retomei o assunto, a "senhora" tortura nem pensou em dar o ar da graça.

Era fundamental acionar outra área do meu cérebro. Porque não funciona apenas ficar falando (ou pensando): "Não vou me torturar", "não irei mais me bater", "não vou mais falar sobre isso"... O que acha que seu cérebro está fazendo neste momento?

De nada adianta colocar o "não" na frase porque seu cérebro está registrando as palavras "tortura", "bater", "falar sobre isso" e ativará as conexões neurais que têm ligação direta com elas.

É como um exemplo já famoso, citado por estudiosos da programação neurolinguística: "Não pense numa maçã".

Então, como foi para você? Conseguiu não pensar? A maçãzinha praticamente vai materializando-se na sua frente.

Há muitas outras maneiras de mudar seu estado de espírito. Você pode ler. Enquanto eu preparava este livro, meu filho Rodolpho ficou um mês internado no hospital. Li três livros, 1.700 páginas em vinte dias, romances. Precisava me desviar para outros sentimentos. Os livros têm o potencial de nos transportar para universos diferentes.

Outra maneira de reciclar é ouvir música, é bárbaro! Ela incide diretamente sobre as emoções. Óbvio que vai depender de sua escolha, veja bem o que quer sentir, e nem estou falando que tem de escutar só as clássicas, nada disso. Prefira a que lhe agrada, que estiver afinada com seu gosto. Escolha bem, porque tem música que nos deixa muito pior.

Muitas vezes a própria TV é um modo de reciclar. Conheço terapeutas que pedem a seus pacientes que assistam a novelas. É um jeito de a pessoa desviar a atenção e gerar outras emoções. Contudo, alerto: olha lá o tipo de programação a que vai assistir. O filme que pode ver, o livro que vai ler, tudo o que colocar na sua cabeça se torna seu.

Andar, gerar movimento, também promove reciclagem de estado de espírito. Você já entrou em alguma academia de ginástica? Com aquele tipo de música e você se movimentando... A maioria sai de lá emocionalmente melhor. Há pessoas que se viciam, justamente pelo bem-estar que adquirem naquele momento.

Entretanto, reitero, de nada vale você fazer uma caminhada e durante o trajeto ir se torturando. Vamos combinar, hein!

Novo comportamento – As reciclagens de estado emocional levam você a alterar seus sentimentos, entretanto não necessariamente ampliam as áreas de seu cérebro. Para MUDAR comportamento, você precisará de exercício prático, treino e treino. É CRIAR um novo jeito de agir.

Se o assunto aqui é prática, deduzo que você já saiba que a mudança só acontecerá com a ação. É verdade. No entanto, um dos métodos mais eficazes nessa área se iniciam com a visualização. Isso mesmo!

Visualização mental

Você pode treinar seu novo comportamento por meio da visualização mental.

É uma técnica poderosa, comprovada e usada em muitas áreas de desenvolvimento humano. Diversos atletas, por exemplo, recebem esse tipo de treino antes de irem para a prática real do esporte.

Hoje as neurociências também já provaram que o cérebro não distingue a realidade da imaginação. Em outras palavras, o que você vivencia mentalmente afeta seus órgãos, o batimento cardíaco, a pressão arterial, o nível de concentração, a transpiração, a ansiedade, enfim, afeta o modo como seu cérebro se comporta.

Fazendo o caminho inverso, a visualização mental estimula o cérebro e a construção de novas sinapses, e tudo isso em comunicação direta com todo o seu corpo. Seu modo de agir e pensar.

Pegue os padrões negativos que você reconheceu e dê o primeiro passo para a mudança na sua mente! Como fazer isso?

Suponhamos que você seja tímido. Tem medo de se expor, medo de as pessoas o rejeitarem e, até por isso, não se aproxima delas. Pois bem, lembre-se de uma situação que experienciou na qual a timidez o atrapalhou, causou alguma dor. Agora, imagine esse mesmo momento sendo vivido por você de outra maneira, do modo como gostaria que tivesse agido. Por exemplo, está indo em direção às pessoas, apresentando-se: "Olá, eu sou...", vejas as pessoas o cumprimentando, como lhe respondem... perceba os detalhes. Sinta-os.

É um jeito de mentalizar. Você imagina tanto esse caminho que, quando uma situação real se apresenta, fica mais fácil.

No entanto, você terá de se levantar na vida real, dirigir-se às pessoas, dar um passo após o outro, chegar na frente delas. Precisa existir **ação**.

Contudo, se fez isso antes, na imaginação, sua ação será muito mais tranquila e fácil. Esta é outra boa notícia. Seu cérebro já reconhecerá aquele caminho.

Muitas pessoas de sucesso, quando mapeadas para compreenderem como é que "funcionavam", citaram esse hábito de imaginar e focalizar o resultado positivo de suas ações. Richard Bandler e John Grinder, considerados pais da PNL (programação neurolinguística), estudaram os estados de excelência de grandes realizadores em diversos campos. O foco dessas pessoas estava sempre no que queriam e não o contrário.

Na visualização, você se prepara positivamente e quando chega o momento da realidade age com mais fluidez.

Quase sempre, o que nos mantém no velho hábito é o medo da mudança. Então, você vai para uma situação nova já com medo e com todos aqueles "e se...", "será que...", "e se o outro não puder...", "mas se acontecer...". Nesse movimento você está plasmando seu cérebro — olhando pelo contexto de que tudo o que pensa e alimenta fortemente dará num caminho cerebral.

Estará usando o medo, a insegurança e o que outro vai pensar, "e se... e se... e se...", para preparar seu cérebro de modo que tudo aquilo aconteça e, claro, vá para o caminho conhecido (nada de mudança).

Esta é a má notícia. A imaginação pode gerar comportamentos negativos. Você pode imaginar um montão de bobagens que tantas vezes se repetem na cabeça até acabar virando verdade. Você mesmo criou a situação e nem se deu conta de como (vai ficar confirmando: "Tá vendo, sabia que ia dar nisso").

Já viveu algo parecido? No trabalho, no relacionamento, com seus filhos? Posso, praticamente, apostar que sim.

Diante da possibilidade e da necessidade de mudança, ficamos, com certa frequência, acuados. Ainda mais quando a transformação pede que abramos mão de algo que nos "pertence", que é parte de quem somos. Deixamos de perceber que, sem espaço para o novo, continuamos a viver no antigo.

Como tantas vezes reforcei, o que é antigo nem sempre é descartável. Mesmo assim, é importante analisar permanentemente de onde estamos vindo e o que estamos trazendo em nossa bagagem. A autoanálise constante permite que cada um de nós encontremos os pontos em que podemos melhorar. E, ainda, faz-nos perceber se estamos carregando mais peso do que deveríamos em nossa mochila emocional, física e intelectual.

Escolha desprender-se do negativo. Lembre-se, você tem escolhas.

Contexto real

No contexto real, treinar seu novo comportamento é, com sinceridade, fazer DI-FE-REN-TE.

Precisa levantar "a bunda da cadeira". E é treino, treino e treino prático.

Trago aqui um exemplo que, acredito, seja muito comum a nós seres humanos com relação ao comportamento: o padrão da crítica.

Todos temos como padrão o ato de criticar, e fazer isso também possui uma parte saudável. Escolhemos nossas roupas, o passeio, o que vamos comer, nossos parceiros com ajuda de nossa parte crítica. Quando é ruim? Quando estraga nossos relacionamentos. Quando é compulsiva. Puxa, você tem crítica para todo mundo? Quer dizer, estão todos errados e só você certo?

Bem, avalie como está criticando as pessoas (o primeiro passo é tomar consciência) e note que "mudar é mudar".

Perceba se está criticando alguém internamente, só em seus pensamentos. Ninguém sabe, mas você está detonando fulano. Um jeito muito legal de reciclagem desse padrão é, naquele momento, você usar 100% de sua energia para se concentrar em uma característica positiva daquela pessoa.

Todo ser humano tem pelo menos uma. Não vale dizer que não viu nada. Repare na cor da roupa, no sapato, no cabelo (está penteado ou bagunçado, é cacheado...).

Numa ocasião, eu treinava essa reciclagem com uma pessoa com quem tive um relacionamento muito difícil. Toda vez que a encontrava, eu procurava algo para me centrar no 100% positivo. Por vezes, era uma palavra que ela dizia e eu pensava: "Olha, legal isso!". Todavia, em um dos encontros estava quase impossível achar os 100%. Eu procurava algo, procurava e nada. Quando, de repente, vi a sobrancelha e num sobressalto:

— Nossa, sua sobrancelha é tão bonita! – saiu tão rápido que até eu me surpreendi.

Naquela hora, ufa... 100% numa única coisa e meu comportamento mudou. Estava brava com aquela pessoa e não conseguia encontrar o positivo, então a sobrancelha me ajudou a sair imediatamente da crítica.

O processo da crítica também pode ser verbal. Numa discussão, num desentendimento, você está criticando a pessoa e, em alguns momentos, sendo agressivo. Se houver o treino dos 100% em uma característica positiva, pode mudar o rumo da conversa. Com essa consciência, pode parar no meio daquele turbilhão, rebobinar a fita e, inclusive, pedir perdão: "Eu não queria ter falado dessa maneira, podemos recomeçar?".

Respire nesse momento. Ajuda a mudar o estado emocional também.

E quando é uma crítica de você para você! É muito feroz consigo mesmo e não tem papas na língua para se destruir.

A técnica é a mesma, concentre 100% de sua atenção em algo positivo seu.

Há quem diga que o efeito é muito efêmero, que a autocrítica volta imediatamente. Contudo, tantas vezes você repete isso (recorde-se das 10 mil horas) que aprende o processo e entra no seu departamento de automação cerebral. Ao começar a se criticar, já diz "Opa!" e reconhece algo de bom em si.

Usei o exemplo da crítica, mas treine a partir de sua sabedoria.

Você é submisso? O que pode fazer de diferente? É sedutor, comprador de amor? É ansioso demais? É inseguro? É dono da verdade? Então, treine o jeito di-fe-ren-te. Não tem outra maneira, é treino.

Comece a reciclar com consciência até que se torne um hábito prazeroso.

Paciência, persistência, prática

Existem três palavras que usamos repetidamente neste ponto de nossa parada: **paciência**, **persistência** e **prática**.

Porque, para um novo comportamento, você precisa de tempo.

Dá para imaginar quanto tempo você demorou e usou de sua vida para criar os hábitos que possui hoje? Alguns estão instalados em nós desde a barriga da mãe! Foi muito tempo que a gente usou.

Como estou falando de várias boas notícias, a outra é que os hábitos da felicidade são mais fáceis de serem instalados, pois nos são mais naturais.

O bem-estar é da natureza humana, procuramos por ele. É muito mais fácil viver nele do que no mal-estar. Pensamos o contrário por causa do vício, do nosso foco.

Logo, ser feliz é mais fácil do que ser infeliz.

Treinar o positivo também será mais fácil do que foi com os hábitos negativos (já aí instalados), principalmente porque eles vieram com muita dor. Agora, os positivos virão com motivação, com orgulho de si mesmo, com satisfação, é mais fácil. Aprendemos por afeto, portanto vamos assimilar mais rapidamente os hábitos novos.

Não significa, porém, que não serão passos trabalhosos, por isso há a necessidade de treino.

Contam os especialistas que crescemos em espiral. Logo, voltaremos aos comportamentos antigos, teremos altos e baixos. Contudo, ao retomar estaremos sempre um tanto melhores, mais positivos.

PACIÊNCIA. Calma, tudo bem. Vai dar certo. Você já está em outro caminho e patamar.

Outro ponto é a PERSISTÊNCIA.

Não desista, insista no novo comportamento. Hábito insistido vira hábito sólido. Vira. É comportamento. Faz, faz, faz, com tentativas, erros e retoma, faz, faz, faz, faz... Vai para o seu departamento de automação.

Isso é também da natureza humana, da natureza fácil. Seu cérebro vai liberar mais espaço depois até por confirmar: "Ah, ficou fácil". Não precisará de esforço ali. Internalizou.

E PRÁTICA. Sem ela, de nada servem paciência e persistência.

É fazer, reforço, DI-FE-REN-TE e PO-SI-TI-VO.

Pegue-se pelo colarinho

Costumo brincar com as pessoas:

— Bom, depois do perdão como você muda de comportamento?

Olham em silêncio para mim...

— É se pegando pelo colarinho – respondo.

Pegue-se pelo colarinho e vá fazer! Porque não tem mais desculpa, discipline a si mesmo. Agora é só hábito e precisa trabalhar para instalar o novo.

Pegue-se pelo colarinho e se pergunte:

— O que você quer mesmo? Você quer ser feliz mesmo? É de verdade essa resposta?

Ahhh, se estiver certo disso, vá trabalhar que você consegue.

A vantagem do novo comportamento é que você tem ciência na hora de que é feliz. Não precisa mudar todos os seus comportamentos nem precisa virar santo.

Faço algo de legal agora e já trago bem-estar para mim. É imediato!

Valide-se. Reconheça-se.

Insisto no fato de que aprendemos por afeto, por isso você tem de se abraçar, se beijar, se acarinhar, toda vez que fizer alguma coisa certa. Tem sim! É um jeito de registrar. "Parabéns! Você fez!". E é fácil, pois agora você está vivendo o bem-estar.

Nem que daqui a cinco minutos entre de novo numa situação de roda-viva da crítica ou numa outra negatividade, por exemplo (e aí é um novo treino). Entretanto, no momento em que estiver usando o positivo, reconheça.

Até porque não funciona assim: "Vou mudar e depois serei feliz", você é feliz na mudança, na prática da transformação, no caminho.

Por isso é que os resultados passam a ser sempre melhores. Toda vez que recicla um comportamento antigo e gera um novo, você se sente bem. "Opa, legal, consegui!".

Se você desenvolver esse hábito de se parabenizar, se presentear e se motivar, uau!, vira um ciclo vicioso na sua cabeça e não tem como não dar certo. É uma mudança de comportamento.

As pessoas que estão no caminho do autoconhecimento não abrem mão dele nem pensam em voltar para a vida de antes. As que, efetivamente, entraram e sentiram o bem-estar querem continuar, porque não aceitam uma vida mais ou menos.

Sendo assim, faça na prática. Você vai começar a fazer ginástica todo dia de manhã? Qual é, então? Pegue-se pelo colarinho e vá!

É uma reciclagem, está colocando outro hábito em vez de ficar dormindo ou ficar na depressão, por exemplo. Está saindo da preguiça e esse movimento vai gerar outras coisas positivas à frente, e é apenas um movimento inicial.

Ou, então, imagine-se por um tempo, durante uns dez dias: visualize o relógio despertar, você está acordando, num determinado momento abre a janela e vai se exercitar. Daqui a pouco coloca em prática!

Não fica só na mudança emocional. Pode ler um livro, uma nova história, estará reciclando, mas o hábito que criará será o da leitura. Parta para a **ação**!

O hábito do amor

As mudanças de comportamento fazem verdadeiras revoluções nas relações humanas. Uma das histórias mais marcantes, para mim, é a de uma mãe e sua filha. Compartilho com você.

Clotilde era uma mãe que batia muito em sua filha, uma menininha de 4 anos.

Ao conhecer melhor sua história, eu soube que a própria Clotilde havia sido uma criança muito surrada. Vítima de abuso sexual, teve uma infância bastante difícil. Chegou à vida adulta agressiva, violenta e com seu limite de invasão muito precário mesmo.

Foi minha aluna e, na oportunidade, confidenciou-me que também surrava sua filha. Isso porque, durante o curso, eu e a equipe frisamos muito que criança não pode apanhar. Que os pais precisam intervir e educar sempre, claro, mas de outra maneira que não bater.

De fato, a criança aprende a não repetir as coisas erradas quando apanha, é um método eficaz para a intenção dos pais. Entretanto, juntamente com isso, por exemplo, aprende também que o corpinho dela foi feito para ser espancado, ela aprende desrespeito, aprende a invasão — o outro invade o corpo dela. Sente tudo isso e irá viver essas questões na vida dela. Poderá atrair esse tipo de relacionamento no futuro.

Clotilde fez a promessa de não mais bater na filha. Eu e toda a equipe nos colocamos à disposição para sermos muletas e apoiá-la:

— Toda vez que sentir vontade de bater, ligue para mim. Não bata — instruí.

Essa mãe me ligou várias vezes. E a filha foi ficando cada vez pior e mais malcriada.

— Ela está me pedindo para apanhar! — contava.

É verdade, aquela criança pedia para apanhar. É verdade. E por quê? Porque havia aprendido que isso era amor para ela.

Então, pedia para ser maltratada. E a mãe dizia "não". A filha queria a mãe de volta. Queria aquela mãe que batia. Era a mãe que ela conhecia. Era aquela que ela havia aprendido a amar.

Para a pequenina, é como se tivesse sido abandonada.

Continuei dando todo apoio à mãe, que se manteve firme.

Muitas vezes, contou-me que sentia tanta raiva pelas coisas que a filha aprontava que se trancava no banheiro e mordia a toalha com muita força, até amenizar.

Em vez da surra, Clotilde criou o canto da disciplina e colocava a filha de castigo. A menina provocava, mostrava a língua, desafiava um montão.

— Heloísa, ela está lá no canto da disciplina e continua malcriada, o que vai ser dela? — ligava desesperada.

Eu a acalmava e reafirmava que se mantivesse forte. Imagine, a menina tinha 4 aninhos, o que vai ser dela? Uma pessoa ótima, se tiver uma mãe amorosa.

E Clotilde firme, praticava a mudança, praticava. Certa vez me contou de outros medos:

— Ela vai ficar pior, vai querer fugir... — criava fantasmas.

— Vai passar, vai passar. Ela está chamando pela mãe antiga, aguente. Ela só está querendo amor. Quando pede para apanhar, é só isso. Então dê amor, não tapa. Você ensinará para ela, mas de outra maneira.

Foi perseverante. Cada vez que a crise passava, Clotilde vivia uma alegria! Uma alegria profunda por ter conseguido. Era a felicidade.

Ela passou cerca de seis a oito meses nessa experiência até que um dia a pequena aprontou uma daquelas! Algo que até eu tinha vontade de dar uns tapas (perdoe-me porque não me lembro o que era exatamente, mas o que vale aqui é a intensidade e, acredite, foi algo grande).

Clotilde se segurou. Sua filha pôs a mão na cintura e despejou:

— Você não vai me bater?

Nesse momento foi como se o céu se abrisse para a mãe. Tudo o que vínhamos falando se confirmou. A filha estava muito indignada e todo o movimento, desde o tom de voz e os gestos, era algo como "Mas nem depois disso você vai me bater?".

— Não, não vou bater. Disso que você fez eu não gostei, mas não vou bater.

A mãe muito segura a colou nos braços e conversou com altivez e seriedade. Ambas tiveram uma catarse naquele momento.

Clotilde compreendia que a filha estava pedindo pela mãe antiga, e a pequena recebeu toda a atenção pela qual pedia, passando a compreender e confiar na "nova" mãe. Ela não precisava mais ter aqueles comportamentos.

Lembro que Clotilde estava numa alegria ímpar quando me contou. Tenho certeza de que chegou a um espaço enorme de felicidade, amor-próprio e reconhecimento naquele momento.

Falamo-nos um ano após esse episódio e ela me disse:

— Eu nunca mais encostei a mão na minha filha. Tenho muitos problemas, faz parte, mas nunca mais encostei a mão na minha filha.

Essa mudança de comportamento fez toda a diferença para a vida dessa família.

Clotilde precisou de paciência. Precisou de ajuda. Persistiu porque a pequenininha ia fazendo mais e mais malcriações. Ela precisou de prática. Pegou-se pelo colarinho e praticou. Encontrou outro caminho de amor.

Coloque em prática

Durante este capítulo, apresentei as práticas de **reciclagens** para treinar sua mudança comportamental e creio que já tenha iniciado o exercício. Agora, para ajudar você a se pegar pelo colarinho, minha proposta de treino é:

Tem algo de diferente que você gostaria de fazer e está protelando?

- Pegue sua lista de pendências, escolha a mais fácil de ser resolvida e proponha-se a realizá-la de hoje até uma semana.
- Se é algo que demanda tempo maior, comprometa-se a realizar o primeiro passo e a demarcar todas as próximas ações. Em uma semana! Sem enrolação!
- Vá em frente! E depois do treino realizado, pare para se reabastecer, presenteie-se!

Temos mais um encontro no próximo capítulo.

O revolucionário

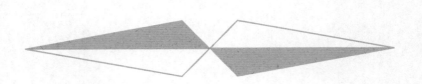

Fizemos um bom percurso juntos até aqui, não é mesmo? O fim desta estrada está próximo e gostaria de compartilhar com você que, exatamente enquanto escrevia este livro (e ainda o faço), tive a oportunidade de vivenciar intensamente aprendizados e conquistas que obtive com o autoconhecimento, desde meu primeiro contato com esta palavra. Meu filho Rodolpho passava pela etapa mais difícil de tratamento de um linfoma.

O primeiro aparecimento do câncer deu-se no início de 2012 e depois de um ano de quimioterapia a cura havia sido declarada, sendo necessários ainda cinco anos de acompanhamento. No entanto, depois de nove meses, descobriu-se um novo foco da doença, uma recidiva do linfoma.

Entretanto, o diálogo que estive desenvolvendo com você me estimulou ainda mais a reflexões sobre a vida, uma vez que, assim como expliquei ao longo do livro, o autoconhecimento é um processo que nunca acaba. O que está no meu controle? O que está no controle da sua vida? O que está no controle da vida de cada um de nós?

Enquanto meu filho, com apenas 19 anos, experienciava aquele sofrimento, o tratamento de uma quimioterapia mais agressiva e de um transplante de células-tronco, peguei-me muitas vezes pensando sobre o que estava em meu controle.

Eu poderia estar ao lado de Rodolpho e rezar com ele, como fizemos durante todo o tempo, mas a boa recuperação, saber se o transplante daria certo ou não e a própria cura, nada disso estava em minhas mãos.

Um de meus maiores sofrimentos, e acredito que de muitos pais, foi ver a vida de meu filho e todos os seus sonhos estagnados naquele momento.

Um menino que aos 18 anos batalhou para ingressar numa faculdade de artes cênicas na Inglaterra e o conseguiu, depois de ficar apenas sete meses naquele país e enquanto se aperfeiçoava na língua inglesa. Rodolpho estava pronto para iniciar o curso quando recebeu o primeiro diagnóstico do linfoma e precisou retornar ao Brasil para começar o tratamento quimioterápico.

Depois de obter alta, ele decidiu que este nosso país é o seu lugar e que prosseguiria seus estudos por aqui. Rapidamente, conseguiu ingressar numa nova faculdade, porém, o primeiro semestre nem havia terminado quando o diagnóstico da recidiva do câncer se confirmou.

Com urgência, Rodolpho precisou ser internado e, novamente, teve de interromper todos os seus planos e todos os seus sonhos. Isso é muito difícil para um rapaz nessa idade, e o sofrimento maior que vivo é olhar para toda essa história de meu filho. A emoção me toma conta neste momento, mas eu me lembro sempre de que escolhi viver na positividade. Eu vivo a dor, permito-me chorar e escolho continuar.

Escolhi viver toda essa situação sem que a dor fosse o único sentimento a estar presente. Recuso-me a isso e, felizmente, obtive aprendizado, ferramentas e suporte por meio do autoconhecimento. Você já sabe agora que também pode fazer escolhas na sua vida como a que estou fazendo agora.

Diante desse novo câncer o que estava sob meu controle, o que estava em minhas mãos?

Estava manter minha positividade, manter minha integridade, manter Rodolpho bem-humorado, permitir que todos da família tivessem seu tempo de atenção e cuidados, manter a relação familiar estável — já era uma situação de instabilidades e evitar que isso nos afetasse de maneira negativa era algo sobre o qual eu podia interferir. A tristeza faz parte, mas as relações podem se manter saudáveis, bem diferente de quando minha filha Beatriz apresentou a deficiência mental em que, por dez anos, muitas pessoas próximas a mim pagaram o preço por meus medos, minha impaciência, minha irritação, minha insegurança, minha raiva e minha tristeza.

A revolução das revoluções

De todos os caminhos que percorri neste mapa junto com você existe um que considero a revolução das revoluções internas e, sem dúvida, é um eixo de extrema importância em minha vida. Eu me refiro ao perdão.

Poder experienciá-lo, primeiramente, em relação à minha história de vida e aos meus antepassados foi, sem sombra de dúvida, o alicerce para minha grande transformação como ser humano e para as conquistas que se seguiram e que seguem até hoje.

Do mesmo modo, conheci e presenciei ao longo dessas últimas décadas relatos emocionantes sobre a revolução que o perdão promoveu no contexto do autoconhecimento. Duas delas merecem que eu as leve a você e que possam se propagar como exemplos.

Jennifer foi aluna de Bob Hoffman, ela era mãe solteira e havia se prostituído para sustentar a filha, então com 7 anos. Contou a Bob que se apaixonou loucamente pelo rapaz do qual engravidou, mas os pais dela eram muito austeros e intransigentes — engravidar fora do casamento era inadmissível naquele tempo —, por isso a expulsaram de casa logo que receberam a notícia, e ninguém da família se dispôs a ajudá-la.

Jennifer ficou sozinha, sem casa e sem dinheiro, então, viu-se obrigada a se prostituir. Durante o dia cuidava da menina e à noite contava com a ajuda de uma amiga para olhar a filha, era assim que ela se mantinha. Já fazia oito anos que ela não via seus pais.

Ao percorrer o aprendizado do autoconhecimento, Jennifer viveu a experiência de olhar para sua história de outro ponto de vista e chegou a um nível de grande compaixão pelos próprios pais. Ao término do treinamento, saiu com o compromisso de procurar por eles para dizer que os amava e pedir-lhes perdão.

Jennifer sabia onde os pais moravam e sozinha chegou à casa deles. Bateu na porta e viu o pai abri-la e, praticamente ao mesmo tempo, fechá-la bruscamente. Nem sequer houve oportunidade para ela dizer uma única palavra.

Contudo, essa mulher se manteve determinada e durante uma semana, todos os dias, se posicionou bem próxima à casa dos pais, apenas aguardava a hora em que saíam para comprar o pão do café da manhã e se postava para ter a certeza de que eles a vissem, era como se no seu silêncio reforçasse: *"Estou aqui esperando vocês me deixarem entrar"*. Foi uma estratégia que deu certo, tanto o pai como a mãe já estavam aflitos com aquela situação e, num determinado dia, a convidaram para entrar e falar o que queria. Jennifer olhou para os pais e expôs com a expressão serena:

— Só vim aqui para falar que amo vocês — fitou-os por uns segundos, virou-se e foi embora.

Deu alguns passos fora da casa e ouviu sua mãe chamá-la de volta — quis saber sobre a neta e onde moravam, falaram por alguns minutos e se despediram. Pouco tempo depois, Jennifer recebeu uma carta dos pais a convidando, e também a sua filha, para um almoço em família; foi a primeira vez que avós e neta se encontraram. Essa aproximação continuou e Jennifer logo abriu o coração pedindo, e desta vez olho no olho, perdão aos pais, pode contar sobre sua profissão assim como sobre o desejo de mudar de vida. O pai, sensibilizado, a ajudou e ela arrumou um novo emprego.

Cerca de três meses depois desse desfecho, Bob recebeu uma carta de Jennifer que relatava a história e agradecia-lhe. Ela vivia bem, resgatara o relacionamento com os pais, tinha uma nova casa e cuidava mais de sua filha.

Jennifer agradeceu pelo aprendizado do perdão.

O outro relato foi presenciado por mim, tive a oportunidade de conhecer uma família de oito irmãos que se tornaram, praticamente, inimigos. A separação de herança deixada pelo pai (um homem que enriqueceu com a produção de grãos) criou uma cisão, e quatro desses irmãos ficaram ao lado da mãe e os outros quatro se posicionaram contrariamente. O fato é que o patrimônio construído pelo pai estava diluído e dissolvido a partir da discórdia.

Tive contato inicial com um dos irmãos, Cosme, durante um curso de autoconhecimento. Ele, a exemplo de Jennifer, saiu da experiência decidido a procurar por toda a família e pedir perdão. E assim o fez, individualmente com cada um dos irmãos.

Em princípio, a maioria não lhe deu crédito, exceto Mário. Ele havia notado algo de diferente naquela atitude de Cosme e ficou intrigado, buscou saber o que existia por detrás e logo se interessou em conhecer e participar da mesma experiência de autoconhecimento. Mário era um alto executivo que exercia grande respeito e influência perante a família, mesmo para aqueles que se mantiveram contrários a ele na partilha dos bens. Após o término do curso, Mário fez o mesmo movimento de perdão que Cosme e dirigiu-se a cada um dos irmãos e também à própria mãe, em relação à qual estava em posição contrária.

A mãe, comovida, igualmente se interessou em saber o que era autoconhecimento e iniciou uma campanha por meio da qual, durante cerca de dois anos, todos os filhos, as noras e os netos (com idade propícia) passaram pela mesma experiência que Cosme e Mário. E, cada um, repetia o percurso do perdão à família; à medida que isso acontecia, os laços de relacionamento se resgatavam. Apenas um dos oito irmãos, Jânio, se manteve arredio e irredutível durante todo esse tempo e com muitas críticas sobre o processo de autoconhecimento.

Contudo, a pressão familiar de maneira pacífica acabou convencendo esse filho e ele aceitou participar do curso. As atividades se encerraram com um grande encontro em que amigos e familiares dos alunos estiveram presentes e o clã de Jânio lotou a sala. Com o microfone em mãos ele agradecia, publicamente, à toda a família e pedia-lhe perdão. Foi um acontecimento de intensa emoção e, apesar de toda a expectativa, inclusive minha, sobre as palavras de Jânio, foi um menininho de 6 anos que marcou aquele momento. Ele se aproximou de Jânio e pediu o microfone. Ficamos todos muito curiosos. Esse menino olhou para mim e para todos os presentes e disse:

— Tia, posso falar uma coisa?

Confirmei que sim com um gesto de cabeça e um sorriso curioso, e ele prosseguiu:

— Tia, eu queria te agradecer porque hoje eu conheci meu tio Jânio.

Não existiam palavras a serem ditas, não existiam. Todos os que estavam naquele espaço viveram uma comoção profunda, choramos e apenas choramos. Jânio pegou o sobrinho no colo, o abraçou e o beijou.

Pouco tempo depois desse desfecho, os oito irmãos estavam reunidos e comprando em conjunto uma nova fazenda para produzir grãos. Resgataram o patrimônio do pai, mas, fundamentalmente, resgataram seus legados.

Um jeito melhor de viver

Quando me lembro de histórias como essas sobre o perdão, em contrapartida penso também no nosso caminho de evolução humana para chegarmos a tantos desencontros. Quanto mais afunilo esse pensamento, acabo por chegar mesmo é em nossa própria "formação histórica bélica", mencionei-a muito rapidamente a você e agora amplio esse olhar.

Para crescermos como humanidade, tivemos muitos adversários e muitas adversidades, desde os primórdios da nossa civilização. O homem das cavernas precisou lutar com animais, enfrentar tempestades e climas áridos, ou seja, precisamos ficar fortes para "brigar" com esses elementos; depois vieram as lutas pelas terras, pelas matérias-primas, enfim, fomos nos constituindo seres bélicos e, durante um tempo, isso fez parte e teve grande influência em nossa evolução. Esse olhar de formação "bélica" contribui para os grandes avanços tecnológicos; a própria internet surgiu a partir de pesquisas militares na época da Guerra Fria!

Paradoxalmente, essa formação trouxe desenvolvimento e evolução que nos foram e são benéficos. Contudo, chegamos a um momento da tecnologia no qual um único botão pode acabar com a Terra! Então, a formação bélica foi útil, mas foi destruidora na mesma proporção. Fomos tão úteis quanto destrutivos e, na soma, o que será que está pesando mais? Quanto de mágoa, quanto de ressentimento e dor causamos para as pessoas e para o nosso planeta enquanto evolução histórica?

A questão é que com esse paradigma chegamos a um limite e precisamos, urgentemente, mudar o jeito de fazer as coisas. Hoje existem movimentos globalizados que buscam mais a colaboração e a cooperação entre as nações e os povos, é certo que há as lutas pontuais e as guerras hipócritas (fingimos que está tudo bem, mas no fundo, um está torcendo para o outro se dar mal), entretanto, temos de reconhecer os avanços e assumir que não dá mais, as pessoas não suportam mais guerra, e a Terra não suporta mais conflito.

É premente, é ur-gen-te que mudemos o jeito de funcionar!

Promover a paz é unir o que está dividido. Isso para mim é paz.

Unir o que está dividido começa sempre por nós. Nós é que ficamos divididos no momento em que fazemos uma guerra interna, quando meu coração não concorda com minha cabeça e os dois ficam num barulho tão grande que não dou conta de ouvir minha intuição. Ao fim, tenho três inteligências que não reconheço, não respeito e não uno.

A integração dessas inteligências em nosso corpo físico (a quarta inteligência) é a paz, é quando encontro paz interna. Tudo isso acontece por meio do perdão.

No momento em que unimos o que está separado dentro de nós temos o desejo, a necessidade, de unir nossa família, e não é porque "temos de unir", pois esse movimento ocorre naturalmente. Surge o desejo de agradecer aos nossos antepassados, uma vez que só pudemos chegar até aqui por causa deles, e de valorizar nossa família: pais e irmãos. Portanto, de levar paz e promover união à nossa família.

Tornamo-nos mais pacíficos e, por conseguinte, influenciamos todos os meios que nos cercam.

Não tem jeito, precisamos perdoar, a nós mesmos e a quem está ao nosso entorno, porque as pessoas, até mesmo com as melhores das intenções, vão nos magoar. E não porque elas são más, cada uma está na própria história de programação bélica; assim como você em relação à sua história. A outra pessoa não é gente ruim e "só ruim", ela é uma variedade de coisas (assim como você) e cometeu um erro (como você também comete). Assim é também com você quando comete um erro consigo. Você não é uma pessoa ruim, não precisa se colocar no banco dos réus e já passar a pena perpétua para si mesmo.

De fato, o outro e nós mesmos cometemos erros, mas se você tem o treino de olhar mais profundamente sobre a própria história (por isso ressalto que é importante voltar à formação de comportamento na infância, depois perdoar a si, sua família e valorizar o que obteve), reconhece que a pessoa, por exemplo, que bateu no seu carro também tem uma história. Você pode pensar que ela bateu porque estava estressada, magoada com algo ou mesmo distraída. Concordo que este é um exemplo bem simples, mas a dinâmica do seu comportamento – racional, emocional, de sua sabedoria e sua atitude física – funciona da mesma maneira para as mais diferentes situações.

Não podemos mudar nada do que nos aconteceu nesta vida, mas podemos mudar a interpretação sobre os acontecimentos e, essencialmente, você pode mudar o presente.

O famoso ditado popular já diz que "quem planta, colhe", e é verdade mesmo, funciona. Se você sabe que no futuro vai colher seu passado, então comece um passado positivo hoje! Porque hoje é o seu passado de amanhã. Viva um presente melhor, faça uma coisa mais bacana consigo mesmo, descubra um jeito melhor de existir.

A felicidade plena não existe, mas existe uma maneira melhor de ser feliz com tudo o que a vida lhe dá e a partir desse novo modo você muda os resultados de tudo o que virá pela frente. Você encontra mais motivação para viver.

Conquistei muita motivação e, com honestidade, lhe digo: eu realmente acredito que amanhã será melhor do que hoje, eu acredito. Quando as coisas ficam ruins eu digo "tudo bem", "tudo o que nos acontece é sagrado", isso aqui é uma experiência que me fortalecerá para o amanhã" e como é que posso confirmar essa minha crença com tudo o que está acontecendo de desagradável ao meu redor?

Eu olho por vários pontos de vistas. Respiro várias vezes, reciclo pensamentos destrutivos.

Pergunto-me: "O que eu quero?". Ser feliz!

Então, eu faço o bem-estar e a felicidade. Lembro-me de que pertenço a este mundo, inspiro a energia da vida deste mundo, encho-me dessa energia vital, pego a minha parte, responsabilizo-me por ela, não deixo a culpa nem a pena de mim mesma me pegarem...

E agradeço!

Gratidão

Gratidão é um passo que antecede o amor. Em outras palavras, para chegarmos ao amor precisamos antes agradecer.

É um movimento que está totalmente relacionado, e intrínseco, ao perdão. Há pouco lhe falei que quando consigo perdoar meu passado e às pessoas a minha volta tenho muita vontade de agradecer.

Se olharmos com consciência e sinceridade, estivemos sempre ao lado das pessoas certas, que nos ajudaram a crescer, que nos pegaram no colo, mesmo com as broncas e os desafios, todas elas sempre nos trouxeram algo de bom. Eu consegui com o perdão obter uma profunda sensação de pertencimento e agradecimento e pude dizer: *"Que legal que faço parte desta família, que bom que esses são os meus irmãos, que bacana que são esses os filhos que tenho, que este é o meu marido... enfim, que é esta a vida que eu tenho"*.

Quando perguntamos "para quê?", como fizemos em "para quê serve esta dor?", e obtemos a resposta, nós agradecemos e isso acontece espontaneamente porque a resposta sempre nós é útil.

Então, para quê? Para que você nasceu nessa família? Para que você fez essa história? Para que você construiu tudo o que construiu?

Mesmo que critique e queira fazer tudo diferente, e pode, você terá uma clara percepção: *"Nossa, antes eu não enxergava nada e agora vi que faço uma porção de coisas erradas, vou seguir outro caminho"*.

O autoconhecimento leva você a esse ponto e você fará outro caminho. Pode, inclusive, fazer o caminho físico mesmo, mudar de país, mudar de emprego, mudar de família, construir outras relações e está tudo certo, mas a tudo o que veio antes na sua história agradeça. E agradeça por tudo o que você tem.

Não dá para dizermos "eu te amo" antes de dizer "muito obrigado". Uma importante dica nessa estrada do autoconhecimento é que no momento em que diz "obrigado" você está próximo do caminho do amor.

Com a gratidão você chega ao amor. Primeiro ao amor-próprio e depois ao amor pelo outro.

Encontre o seu melhor

Destacar a importância do perdão é destacar também a inteligência espiritual no final desta estrada.

É destacar essa luz que habita dentro de nós, e digo luz sem nenhuma conotação esotérica, é no puro e literal sentido da palavra, pois essa inteligência é "luz". Ela coloca luz em nosso caminho de vida, dispõe luz sobre o que ficou lá atrás e joga luz sobre o que está por vir.

Costumo dizer que a intelectualidade tem como uma de suas melhores características a lucidez, o que significa estarmos lúcidos de quem somos, de onde viemos, quais são nossos sonhos e para onde pretendemos ir. Lucidez vem também da luz, de esclarecer, de deixar claro e possível que algo seja visto; em outras palavras, lucidez vem à tona por meio da luz – que está na espiritualidade.

Retomando, como acessamos a inteligência espiritual? Com o perdão.

Porque o perdão possibilita uma abertura enorme em nossa vida, é como se abríssemos uma grande fenda em nós mesmos para que as coisas boas possam entrar e fluir. Imagine que você é uma moringa tampada com uma rolha e está embaixo de uma grande cachoeira que jorra litros de água sem cessar, mas você não consegue coletar nada, simplesmente porque está fechada. Imagine que as coisas boas da vida estão caindo sobre nós, mas estamos completamente fechados com a rolha.

O perdão para mim é como o destampar dessa moringa: eu posso receber tudo o que o universo tem para me dar e **reconheço** que existe muita coisa boa, como ar para eu respirar e o amigo que posso abraçar. Discursamos, vemos e sabemos sobre as coisas boas, mas não as recebemos porque não nos apropriamos delas, não estamos abertos para recebê-las.

Quando você deixa a água entrar em seu recipiente encontra o seu melhor, e isso é diferente de você "ficar melhor", repito, você **encontra o seu melhor**. Ao perdoar encontramos aquele sentimento perdido e tão importante para a humanidade que é de pertencer. Eu pertenço a este mundo e, por isso, posso receber as coisas boas. Se eu pertenço, preciso me responsabilizar por este mundo, assim eu o trato bem.

Foi a falta de pertencimento que nos fez começar a destruir a Terra porque muitos de nós mantiveram a crença: "se eu não pertenço mesmo é salve-se quem puder".

Por meio do perdão eu recebo, eu sinto, eu faço parte e, por consequência, me responsabilizo. Vou cuidar de mim e do meu entorno, das minhas relações e dos meus espaços. Para mim essa é uma grande revolução.

Quando você sente amor por você e tem orgulho de ser quem você é, o próximo passo é pensar que você é fruto da sua árvore. Brinco com muitos de meus alunos contando que passaram a vida querendo ser um abacate quando, na verdade, vieram de uma figueira. Fizeram um esforço danado para ser abacate, nunca conseguiram ser abacate, torturaram-se porque não eram um abacate e nunca pertenceram ao abacateiro. No entanto, agora que descobriram que são figo enfatizo: "Vão ser o melhor figo do mundo! O mais suculento, o mais doce. Que delícia que puderam saber disso!".

A hora em que você descobre a sua raiz, por meio dessa trajetória do perdão que perseguimos, você tem ciência, repito: "Eu sou daqui, eu pertenço a isso, eu preciso cuidar disso, eu sou responsável". Você joga o lixo no lixo e não porque será multado, dirige de maneira prudente, respeita as relações, tem bom desempenho profissionalmente, faz o melhor por você e pelo mundo que o rodeia. Nada existe de utopia nisso (essa interpretação é outro paradigma de nossa humanidade).

Toda essa consciência de "responsabilidade" sobre si mesmo é muito diferente de juízo de valor. Eu "pertenço" não porque eu sou bom, quando eu pertenço significa que eu sou "importante" para todo este sistema, eu tenho 'valia'.

O perdão me deu esse pertencimento, no momento em que compreendi quanto eu fazia parte de toda história da minha família, compreendi que fazia parte do mundo, pois minha família fez parte de outra família que fez parte de outra e, assim, consecutivamente. Eu compreendi a visão adequada de meu tamanho — nem mais nem menos, nem forte nem fraco — sou um elo, apenas um elo, mas fundamental para todo esse sistema funcionar.

Autoliderança

A absorção dessa responsabilidade, que se inicia em você e se expande a tudo o que está ao seu redor, é a conquista de sua autoliderança.

Você, líder de si mesmo, que assume com propriedade o seu lugar no mundo sem ameaçar, impor ou implorar. Agora, perceba que autoliderança está muito longe de egoísmo, friso isso porque há pessoas que fazem essa confusão.

Eu falava a uma turma de alunos que ser Heloísa é um risco, porque agrado muitas pessoas e desagrado a outro tanto, e sinto muito por isso. Agradar e desagradar faz parte de "ser" Heloísa, e isso acontece com todos nós. Um dos participantes imediatamente se manifestou:

— Mas isso é egoísmo, Heloísa, quer dizer, que se danem as pessoas que não gostam de você?

— Eu não disse "dane-se", eu disse "sinto muito", e não sinto muito por elas, sinto muito por mim, porque são pessoas que poderiam estar mais perto de mim. Defender meu espaço, ocupar meu lugar, encontrar quem sou eu, isso não é egoísmo.

Podemos agir dessa maneira com respeito e amorosidade. Há quem não acredite no que falo, que tudo o que comentei sobre o perdão, por exemplo, é "história pra boi dormir", que as pessoas são más mesmo, que nunca vão mudar etc.

Contudo, se posicionar no mundo e manter sua autoestima é encontrar gostos e desgostos também. Se eu gosto da cor amarela e a uso muito há aqueles que vão me elogiar e passam, inclusive a gostar dessa cor também, de outro lado há os que criticam e dizem: "Você está ridícula de amarelo!". Significa que vou deixar de usar amarelo? Você acha que isso é egoísmo?

O mesmo poderá acontecer com você nessa estrada do autoconhecimento, entretanto, quando você está seguro de si segue em frente sem derrubar, brigar ou pisar em ninguém que seja contrário às suas convicções.

Mesmo aqueles que podem não gostar de seus ideais podem gostar de você porque escolheu ser gentil, agradável e educado. Eles não acreditam em nada do que você fala, mas se encontram com você e podem ser seus amigos. O egoísta é a pessoa que passa por cima de tudo e de todos como um trator. "Eu só vou fazer o que eu quero", diz.

A autoliderança significa (e novamente reforço) que você é responsável por você e pelo seu ambiente, você é responsável pelas pessoas que estão ao seu entorno, e isso também é diferente de "cuidar das pessoas": você é responsável pelo relacionamento que constrói com elas.

Muitas vezes, autoliderar-se é abrir mão de algo seu em nome do bem-estar ou de um ideal maior. O líder que se autolidera sabe, por exemplo, que em determinado momento "aquela ideia" não deve ser exposta, que é melhor fazer menos, é melhor propor outra coisa, que trazer as pessoas para junto de si é mais importante do que expor uma proposta nova que poderia ser brilhante e mal compreendida por sua equipe. Ele está abrindo mão; já o egoísta não, com ele não tem conversa.

Com a autoliderança eu posso ser gentil e compreensivo com as pessoas, mas preciso estabelecer limites, necessito posicionar-me com dignidade e dizer que sou contra algo que fere minha ética (a corrupção é um exemplo disso). O perdão, que está intrínseco nessa formação da autoliderança, contém ética: o que é bom para mim tem de ser bom para você.

Se esses sentimentos me compõem, se possuo autoliderança e se **pertenço** estarei sempre num relacionamento ganha-ganha. Não retiro nada de ninguém nem ninguém retira nada de mim. Se num relacionamento o meu parceiro decide romper o namoro comigo ele não está retirando o "meu amor", a "minha autoestima" ou os "meus sonhos", e o mesmo vale para o inverso. Posso ficar triste por um tempo e posso ganhar ao saber que ele não me amava, que essa relação não daria certo e que posso viver aberta para outro relacionamento. Leve esse exemplo para todas as esferas da sua vida.

Esse paradigma em que quando um ganha o outro perde é o paradigma da "guerra" e não contém ética. Se eu ganho você ganha e com isso vamos parar os movimentos negativos e de destruição.

Com o perdão você estabelece limites e com a autoliderança você diz "eu não faço isso", "minha empresa não faz isso", "não é a qualquer preço". Sua empresa vai ter lucro, sim, com dignidade, com respeito, produzindo o melhor das pessoas e não trapaceando, enganando ou pagando propina, nada disso.

Por isso, reafirmo que o perdão é a nova grande revolução. É a revolução que está faltando para nós, é uma maneira diferente de viver a nossa humanidade, e isso é uma questão de tempo, só de tempo porque não dá mais para retroceder.

Prazer em se descobrir

Volto a admirar a vida pela janela da minha casa, a cidade em uma grande selva de pedra, as pessoas que seguem seu rumo e admiro, sempre com um pouco mais de certeza de que tudo será melhor.

Penso em você, que está e esteve comigo nesta jornada, e me alegro em saber que estamos ao fim apenas nestas páginas. O autoconhecimento é um caminho infindável, você pode adentrar e permanecer nele durante toda a sua jornada de vida.

Porque sei que promovemos grandes revoluções com o autoconhecimento é que tenho certeza de que você é um grande revolucionário. Parabéns, de verdade, por tudo o que conseguiu realizar! Reconheça cada passo que você deu durante a sua jornada.

Quando pequenos cultivamos a crença de que a felicidade era para sempre, e os grandes clássicos dos livros infantis já nos sinalizavam nos finais "e foram felizes para sempre". Por causa da dor do abandono, cultivamos também a ilusão de que os adultos é que eram felizes e nós é que sofríamos, assim pensávamos: *"Quando eu crescer, serei feliz"*.

Crescemos e esperamos a oportunidade para ser feliz. É quando eu conquistar o primeiro emprego, quando eu me formar numa universidade, quando comprar um carro, quando me casar, tiver meus filhos e o problema do "ser feliz" fica também no "para sempre".

Saiba que ser feliz muito ou ao longo da vida é trabalhar muito e ao longo da vida. É trabalhar a sua positividade ao longo da vida, trabalhar seu autoconhecimento sem ilusões, pois existe bastante trabalho a realizar e ele é árduo.

Significa que cumprir os passos dessa estrada nos levam a um grande bem-estar e, de fato, temos uma vontade avassaladora de que ele nunca termine, mas eu preciso lhe dizer: vai passar.

A gente se sente bem e depois acontecem "coisas", e muitas não estão sob nosso controle, e nos aborrecemos. Contudo, lembremos, sentir-se bem é também uma escolha. O que você vai escolher?

Novamente volto à positividade, ela me ajuda a ter mais momentos felizes. Fico mais tempo feliz do que o contrário.

Não é nada novo dizer que os desafios que surgem em nossa vida são primordiais para nosso desenvolvimento, o que destaco é que você tenha cuidado com o que pede ao "universo". Se você deseja ter mais "paciência" em sua vida, receberá situações nas quais terá a chance de treinar a paciência. Você quer ser uma pessoa melhor? Preste atenção aos desafios que surgirem à sua frente. Pela estrada do autoconhecimento você amplia a consciência e pode fazer melhor os seus pedidos, assim como visualizar as oportunidades.

Contudo, é necessário trabalho e dedicação para manter a positividade e é fundamental que haja continuidade nesse treino porque podemos retornar aos velhos hábitos, esquecemos (e esquecemos de nós mesmos nesse caso). Uma palavra bem difícil para o brasileiro é "disciplina", e as pessoas comentam bastante sobre a dificuldade em exercê-la. Em todos os lugares da vida ela nos é útil (e não me refiro à rigidez, porque há quem também confunda). Não existe receita de bolo, o segredo é pegar-se mesmo pelo colarinho! Daquele jeito que você sabe que vai funcionar, porque se trata de uma chamada sincera de você para si mesmo!

Quando a pessoa ingressa na estrada do autoconhecimento, em geral, o que mais a perturba é a incerteza, e muitas vezes é difícil acreditar que no final tudo dará certo, mas o indivíduo sempre fica confiante quando confere que as conquistas realmente se efetivam. E o estado de positividade e todo o aprendizado do percurso proporcionam muito mais prazer nessa caminhada.

Significa também que seus pontos de largada serão sempre mais avançados, você não tem de regressar e partir do início da estrada, e tudo isso se deve ao fato de você andar com mais autoestima e mais segurança.

Você amará mais, perdoará mais e ficará ainda mais satisfeito porque esse é o lugar em que chegará e não "chegará ao fim", simplesmente porque essa estrada não tem fim. É um prazer a cada momento, você passa a valorizar cada pedacinho do seu trajeto, cada chão que pisa, valoriza a si próprio: *"Nossa, antes não fazia assim, agora ajo diferente, estou mais seguro, vejo de outra maneira!"*.

Volto à minha filha Beatriz como metáfora de crescimento. Eu, honestamente, demorei muito tempo para entender que ela não tinha cura, acreditava que a deficiência mental passasse um dia, afinal, a doença surgiu quando ela tinha 1 anos e 8 meses e do nada, então eu achava que poderia desaparecer do mesmo modo. Quando pude começar a me compreender, a cada novo passo na estrada, eu tinha um olhar diferente sobre mim mesma, e essas descobertas colaboravam para eu compreender a deficiência dela, sempre de um ponto de vista diferente.

Caminhava um pouco mais e falava: *"Nossa, ela responde desse jeito, ela fala..."*, e concluía: *"É a deficiência mental"*. Era algo dentro de mim até difícil de explicar, eu entendia que não havia cura, mas o nível de compreensão a que cheguei alcançava profundidade. Minha compaixão por ela aumentava, minha paciência aumentava, a vontade de promover outras coisas boas por ela se ampliava e toda a minha satisfação.

Na medida em que eu compreendia, diminuía a minha dor, pois, antes eu entendia somente com minha cabeça e, com o tempo, passei a compreender a mesma coisa, várias vezes e por meios diferentes dentro de mim.

A estrada do autoconhecimento representa esse mesmo movimento. Estou sempre me vendo ao longo do caminho, olhando e obtendo compreensão a meu respeito e, em cada passo, alcanço um ponto de vista novo. Sou sempre eu a me estudar e as descobertas são sempre em relação a mim. À medida que avanço, sou mais compassiva, mais proativa ao amor, à alegria e à realização pessoal, e minha dor diminui.

Recordando que não é uma única descoberta que me define, são revelações sobre mim que se estenderão no percurso de minha de vida. Quanto mais estiver aberta e treinar o percurso do autoconhecimento, mais obterei descobertas (que podem ser praticamente diárias).

Começamos o livro falando sobre esses dois movimentos, da fuga da dor e da busca pelo prazer. Em princípio, o autoconhecimento é você ir ao encontro da dor, em vez de fugir, e no caminho você passa a ser proativo ao prazer.

É um grande prazer se descobrir!

Proponho que nunca mais você se esqueça de si mesmo, nunca mais se deixe em segundo plano, não privilegie outras pessoas e se desvalorize, não se ocupe apenas com as pessoas e ignore a si próprio, pois antes de ajudar às pessoas você precisa ajudar e amar você mesmo.

É como as máscaras de oxigênio que precisamos colocar dentro de um avião, caso ocorra algum problema no voo. A orientação é que você coloque-as primeiro em si mesmo para, depois, colocar no seu filho ou numa criança. Você precisa de oxigênio e consciência para ajudar a outra pessoa. Você precisa de oxigênio na sua vida para, depois, se relacionar com tudo o que está à sua volta.

Você sabe que pode fazer isso por uma estrada de perdão, respeito e amorosidade.

Se este livro lhe serviu de motivação e mudança, meu convite é que você nunca mais saia desse caminho; lembre-se: toda estrada do autoconhecimento é válida. Existe muita gente boa fazendo muita coisa boa para lhe ajudar a permanecer no percurso.

Mantenha o coração aberto e lembre-se de que nada é permanente, exceto a transformação. Pratique a revolução interna e leve-a além de suas fronteiras. Qualquer mudança, por menor que seja, traz consigo a oportunidade de um recomeço.

Quando estamos conscientes de nossa revolução e transformação, naturalmente, renascemos para **nossa** vida, e isso envolve se desprender do velho e abraçar a possibilidade da mudança.

Entre em contato com sua capacidade de escolha, aquela que nasce da sua melhor parte, da sua sabedoria, e que lhe diz que há mais vida para viver e mais amor para sentir. Viver mais e melhor exige responsabilidade, pois sem ela você fica, inclusive, sem a capacidade de escolha positiva.

Buscar autoconhecimento é uma escolha, uma opção de vida para quem deseja a felicidade e o bem-estar como valores constantes em sua vida. Não precisamos esperar a doença para pensar na saúde, a velhice para pensar na juventude ou a morte para pensar na vida. Saúde é conquista, juventude é energia e a vida é oportunidade agora, neste instante.

Respeite o tempo. Paciência, persistência e prática. Olhar para você mesmo necessita de tempo internalizado e isso é diferente do tempo corrido, é tempo com consciência.

Somos seres humanos capazes de nos adequar e tirar proveito das situações mais inimagináveis e imprevistas, mas, para isso, necessitamos entrar em contato com o que há de mais profundo em nosso ser. O exercício do autoconhecimento nos leva a isso. Quem se conhece e se reconhece com sinceridade tem ao seu alcance ferramentas para encarar os desafios mais complexos que a vida apresenta.

Tudo o que nos acontece é sagrado

Minha primeira filha traz muitas referências de ensinamento para mim porque, de certo modo, foi por meio dela que cheguei ao autoconhecimento. Durante os três primeiros anos da doença de Beatriz, eu e o Pires, meu marido, procuramos por muitas soluções. Pires é médico e por ser mais pragmático voltou-se para encontrar o melhor meio de tratá-la e evitar as convulsões de Beatriz, que eram muitas. Eu segui mais pelos caminhos espiritualistas. Meu marido me dizia:

— Ela não tem cura, temos de encontrar um meio de parar as crises, mas ela não tem cura.

Nós brigamos muito, no mínimo por dez anos, porque eu acreditava que minha filha pudesse se curar. Foi um período em que detonamos nosso casamento.

Quando Rodolpho ficou doente, percebi que eu fazia o caminho espiritual e da prece, enquanto Pires buscava os especialistas e, claro, ele é médico e ninguém melhor poderia assumir essa parte. Fizemos o mesmo caminho de vinte anos atrás, mas de um jeito diferente, eu observei o nosso movimento similar e juntos pudemos conversar:

— Desta vez vamos fazer diferente, eu respeito todos os caminhos profissionais pelos quais você decidir seguir e não o criticarei. Desta vez, Pires, a doença vem de novo para ver se aprendemos e a gente só pode ter aprendido. Não cometeremos o mesmo erro de antes. Sairemos dessa história com nosso casamento muito melhor. Seremos mais amigos e mais companheiros porque é para isso que serve uma lição dessas.

Para poder estar nesta história de um jeito muito melhor, eu preciso manter minha positividade, manter minha atividade, como este meu diálogo com você. Pires e eu respeitamos um ao outro e mantivemos nosso bom relacionamento.

Houve uma porção de coisas, no hospital, por exemplo, das quais eu poderia dizer "não façam assim com meu filho", pois é um tratamento invasivo, são muitos furos de agulha, é difícil e a vontade que temos é de proteger: "Não precisa de mais um furo", "não precisa de mais um exame", "não precisa...". Eu fiz muito isso em relação à doença de Beatriz e briguei com muitos médicos. Com o Rodolpho dizia:

— Vamos rezar, filho, que está tudo bem.

O câncer de mama me possibilitou aprender muito mais sobre o lugar do humano e da igualdade, o câncer do

Rodolpho me conectou de uma maneira nunca antes experienciada com a fé.

Tenho muita dificuldade em falar sobre a fé nesse caminho de autoconhecimento, porque é uma palavra que está também bastante ligada à religião, e, sendo assim, prefiro evitar. Contudo, não se trata de um caminho religioso a que me refiro – embora o respeite. É sobre a fé que está na minha espiritualidade.

Tudo o que lhe falei sobre a gratidão é algo que vivencio intensamente agora. Durante o câncer de mama também, porém, isso aconteceu de uma maneira diferente porque eu vivi a aceitação, fazia a análise e chegava à raiva que me causou a doença, vivi aprendizados e fui atrás deles, consegui compreender e falar: *"Obrigada, obrigada, foi bárbaro, eu aprendi sobre mim e está tudo bem, eu acerto a rota da minha humanidade"*. Estava em minhas mãos, "eu" poderia aprender e sabia que poderia sair daquele problema e saí, muito melhor.

A doença do Rodolpho me trouxe uma sensação de impotência que eu não conhecia e jamais havia vivenciado, nem mesmo com Beatriz (até porque ali era outra Heloísa). Não estava sob meu controle.

Eu podia buscar meios para retirar a minha dor (fiz isso e continuo fazendo), mas a dor dele... eu não podia retirar, mesmo desejando muito, o mal-estar era dele, as dores eram dele, a frustração é dele, a vida é dele e tudo isso é muito ruim.

Com meu filho precisei dar conta da minha impotência e por outro lado, o fato de aceitar essa história, trouxe-me um grande fortalecimento da minha fé.

Tudo o que nos acontece é mesmo sagrado e será útil, mesmo que eu ainda não saiba para que serviu. Porque eu ainda não sei. Termino este livro sem saber o final da história. Rodolpho realizou o transplante de células-tronco e foi muito bem-sucedido, o seu mal-estar passou, ele obteve alta e hoje está bem, e tem um caminho de acompanhamento pela frente.

Sei que conseguimos viver bem toda essa situação mais crítica, mas para que serviu eu ainda não sei, e Rodolpho ainda não sabe.

No entanto, a fé que habita dentro de mim me traz uma certeza impossível de descrever com palavras, é uma garantia de que foi "bom", de que "é útil" e nós descobriremos a que serviu e ainda vamos tirar muito proveito de tudo. Lá na frente meu filho vai poder dizer: "Então, quando eu tinha 19 anos...".

As pessoas passam pelo que têm de passar e aprendem o que dá para aprender e se estiverem abertas a se ouvir colherão muito mais respostas e positivas. Com a certeza de que está tudo bem.

Foi a fé que suportou a minha impotência.

Eu posso fazer algo de bom, você pode fazer algo de bom, sempre, a partir de nossos aprendizados.

Escolhi contar para você que dá para ser feliz! Mesmo que você chegue ao limite de sua impotência, dá para ser feliz!

Preste atenção em você, para que serve o que está vivendo hoje?

Busque as respostas, questione, olhe para sua história, expresse sua raiva, perdoe, agradeça, ame.

Reconheça que você é uma pessoa de valor e diga "eu me amo". É necessário colocar o autoamor em prática, que é a habilidade de dar sem esperar nada em troca e afastar a carência de esperar que alguém faça por você o que somente você pode fazer com precisão: amar-se.

Reconheça quem foi fundamental para que você, de algum modo, chegasse aqui hoje. Diga "eu te amo" aos seus pais. Vá lá! Vá mesmo. Depois me conte. Escreva para mim, continuo gostando de caminhar junto.

Agradeço muito por ter você comigo nesta jornada, a sua companhia representa uma grande realização para mim.

O que levamos desta vida é o que podemos compartilhar e experienciar por meio dos sentimentos, por isso, comece AGORA a ser mais feliz!

GERENTE EDITORIAL
Marília Chaves

ASSISTENTE EDITORIAL
Carolina Pereira da Rocha

PRODUTORA EDITORIAL
Rosângela de Araujo Pinheiro Barbosa

CONTROLE DE PRODUÇÃO
Fábio Esteves

PREPARAÇÃO
Gabriela Ghetti

PROJETO GRÁFICO E DIAGRAMAÇÃO
Balão Editorial

REVISÃO
Vero Verbo Serviços Editoriais

CAPA
Thiago Barros

IMPRESSÃO
Bartira

Copyright © 2014 by Heloísa Capelas
Todos os direitos desta edição
são reservados à Editora Gente.
R. Dep. Lacerda Franco, 300 – Pinheiros
São Paulo, SP – CEP 05418-000
Telefone: (11) 3670-2500
Site: http://www.editoragente.com.br
E-mail: gente@editoragente.com.br

Dados Internacionais de Catalogação na Publicação (CIP)
Angélica Ilacqua CRB-8/7057

Capelas, Heloísa
    O mapa da felicidade: cure a sua vida e honre sua história / Heloísa Capelas. -- São Paulo: Editora Gente, 2020.
240 p.

ISBN 978-85-452-0382-7

1. Técnicas de autoajuda 2. Autoconhecimento 3. Comportamento humano 4. Conduta de vida 5. Felicidade 6. Realização pessoal I. Título

20-1331   CDD-158.1

Índice para catálogo sistemático:
1. Técnicas de autoajuda

**Este livro foi impresso pela gráfica Bartira em
papel pólen bold 70 g em março de 2025.**